Chronische Erkrankungen

Gingko Biloba

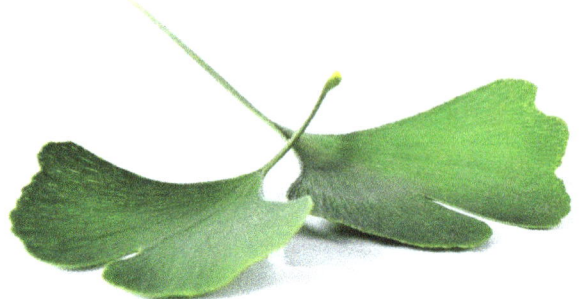

GINKGO BILOBA

Dieses Baums Blatt, der von Osten
meinem Garten anvertraut,
gibt geheimen Sinn zu kosten,
wie's den Wissenden erbaut.

Ist es ein lebendig Wesen,
das sich in sich selbst getrennt;
sind es zwei, die sich erlesen,
daß man sie als eines kennt?

Solche Fragen zu erwidern
fand ich wohl den rechten Sinn;
fühlst du nicht an meinen Liedern,
daß ich eins und doppelt bin.

(GOETHE)

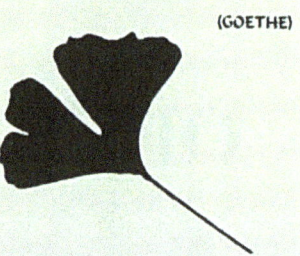

Johann Wolfgang Goethe (1749–1832)

Dagmar Rinnenburger

Chronische Erkrankungen

Behandlung und Bewältigung

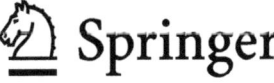

Dagmar Rinnenburger
Specialist in Pulmonary Medicine and Allergology
Private Practice
Rome, Italy

ISBN 978-3-031-68959-8   ISBN 978-3-031-68960-4   (eBook)
https://doi.org/10.1007/978-3-031-68960-4

Die Deutsche Nationalbibliothek verzeichnet diese Publikation in der DeutschenNationalbibliografie; detaillierte bibliografische Daten sind im Internet über https://portal.dnb.de abrufbar.

Übersetzung der englischen Ausgabe: „Chronicity" von Dagmar Rinnenburger, © The Editor(s) (if applicable) and The Author(s), under exclusive license to Springer Nature Switzerland AG 2021. Veröffentlicht durch Springer International Publishing. Alle Rechte vorbehalten.

Dieses Buch ist eine Übersetzung des Originals in Englisch „Chronicity" von Dagmar Rinnenburger, publiziert durch Springer Nature Switzerland AG im Jahr 2021. Die Übersetzung erfolgte mit Hilfe von künstlicher Intelligenz (maschinelle Übersetzung). Eine anschließende Überarbeitung im Satzbetrieb erfolgte vor allem in inhaltlicher Hinsicht, so dass sich das Buch stilistisch anders lesen wird als eine herkömmliche Übersetzung. Springer Nature arbeitet kontinuierlich an der Weiterentwicklung von Werkzeugen für die Produktion von Büchern und an den damit verbundenen Technologien zur Unterstützung der Autoren.

The translation was done with the help of artificial intelligence (machine translation by the service DeepL.com). A subsequent human revision was done primarily in terms of content.

Planung/Lektorat: Anna Kraetz
Springer ist ein Imprint der eingetragenen Gesellschaft Springer Nature Switzerland AG und ist ein Teil von Springer Nature.
Die Anschrift der Gesellschaft ist: Gewerbestrasse 11, 6330 Cham, Switzerland

Wenn Sie dieses Produkt entsorgen, geben Sie das Papier bitte zum Recycling.

Vorwort zur italienischen Ausgabe

Jane Ellen Brody wurde im Mai 1941 in New York geboren und ist eine etablierte Wissenschaftsjournalistin für die *New York Times*, wo sie seit 1976 Redakteurin einer wöchentlichen Kolumne mit dem Titel „Personal Health" ist. Ich stieß fast zufällig auf einen ihrer Artikel (vom 2. März 2015), angezogen von der Schwierigkeit, den Titel zu verstehen: „Gesund auf eine Art, die auseinanderfällt" (Healthy in a falling apart sort of way) [1]. Ich musste einen in Florenz lebenden englischen Freund um Hilfe bitten, um den Sinn des Titels zu verstehen.

So beginnt der Artikel:

> „Wenn ich auf einem medizinischen Formular gebeten werde, meine allgemeine Gesundheit zu bewerten, kreuze ich unweigerlich ‚gesund' an. Aber manchmal frage ich mich, wie genau das ist. Schließlich habe ich Arthrose, die vor 10 Jahren einen doppelten Knieersatz erforderlich machte, und ich finde es zunehmend schwierig, Behälter zu öffnen, die darauf ausgelegt sind, ein 2-jähriges Kind zu überlisten. Meine Wirbelsäule ist ein Durcheinander und mein Rücken schmerzt von Zeit zu Zeit. Ich habe Tinnitus und einen gewissen Hörverlust auf einem Ohr. Vor 16 Jahren wurde ich wegen Brustkrebs behandelt. Ich nehme ein Statin, um den Cholesterinspiegel zu senken, der konservativen Maßnahmen von Diät und Bewegung trotzte. Und ich muss ständig üben, mir die Namen der Leute zu merken. Also, wie gesund bin ich mit fast 74? Nun, ich gehe auch fast jeden Tag drei Meilen und schwimme drei Viertel einer Meile. Ich habe die meisten Aufgaben übernommen, die mein verstorbener Ehemann einst erledigte. Ich schaufle und kehre meinen Weg, koche die meisten meiner Mahlzeiten und kümmere mich um einen aktiven Havaneser-Welpen, der viermal am Tag spazieren geht und jeden Morgen frei im Park herumläuft. Ich bin noch nicht in Rente gegangen und arbeite Teilzeit als Kolumnistin, obwohl ich der Versuchung widerstanden habe, ein weiteres Buch zu schreiben, und stattdessen mehr Theater, Oper, Konzerte und Enkelkinder genieße und den Welpen dazu ausbilde, ein Therapiehund zu sein."

Was genau ist Gesundheit? Wann können wir uns als gesund betrachten?

Brody erinnert daran, wie die Weltgesundheitsorganisation (WHO) 1948 Gesundheit als „einen Zustand vollständigen körperlichen, geistigen und sozialen Wohlbefindens" definierte. Sie fügte dann hinzu: „Nach dieser Definition würden ich und Millionen von Amerikanern wie ich über das Altersspektrum hinweg durchfallen", obwohl „die meisten Menschen, wie ich, mit chronischen Krankheiten und Behinderungen altern, aber weiterhin unabhängig funktionieren". An dieser Stelle zitiert Brody einen der wichtigsten Artikel zur Definition von Gesundheit: „Wie sollten wir Gesundheit definieren", veröffentlicht von mehreren (ausgezeichneten) Autoren im *BMJ* im Jahr 2011 [2]. Der Artikel ist das Ergebnis einer Konferenz, die im Dezember 2009 in den Niederlanden unter dem Titel „Ist Gesundheit ein Zustand oder eine Fähigkeit? Hin zu einem dynamischen Gesundheitsbegriff" abgehalten wurde.

Die Kritik an der WHO-Definition von Gesundheit, die in dem Artikel geäußert wird, betrifft hauptsächlich das Adjektiv „vollständig". Der Begriff ist tatsächlich vom epidemiologischen Kontext und dem „Optimismus" für die Medizin der Zeit geprägt – damals herrschten akute (meist infektiöse) Krankheiten vor, während einige der wichtigsten Medikamente (wie Antibiotika), die eine „vollständige" Genesung ermöglichen konnten, erst am Anfang ihres Erfolges in der klinischen Praxis standen. Die Welt hat sich aus demografischer und epidemiologischer Sicht gewandelt. Der Artikel in *BMJ* stellt fest, dass sich die Merkmale von Krankheiten auch als Folge von Maßnahmen der öffentlichen Gesundheit geändert haben, die die Ernährungs- und Hygienebedingungen verbessert und die Gesundheitsdienste effektiver gemacht haben. Allerdings hat die Zahl der Menschen, die weltweit mit chronischen Krankheiten leben, im Laufe der Jahrzehnte zugenommen. Heute ist es die Norm, mit mindestens einer chronischen Krankheit zu altern. Deshalb ist die WHO-Definition von Gesundheit nach Ansicht des Artikels kontraproduktiv: Sie betrachtet Menschen mit chronischen Krankheiten als dauerhaft krank und schwächt damit die Fähigkeit, den physischen, emotionalen und sozialen Herausforderungen, die das Leben stellt, zu begegnen.

Aus diesem Grund unterstützten die Experten, die sich auf der niederländischen Konferenz versammelt hatten, die Idee, eine neue Definition von Gesundheit zu formulieren, die die damals vorherrschende statische in eine dynamischere umwandeln würde, „die auf der Resilienz oder Fähigkeit beruht, mit den Herausforderungen umzugehen und die eigene Integrität, das Gleichgewicht und das Wohlbefinden zu erhalten und wiederherzustellen". Und so wurde eine neue und bevorzugte Definition von Gesundheit: „Die Fähigkeit zur Anpassung und zur Selbstverwaltung", das bedeutet die Fähigkeit, sich an die Veränderungen anzupassen, die durch das Altern und durch die physischen, emotionalen und sozialen Herausforderungen des Lebens verursacht werden, und damit eine chronische Erkrankung effektiv zu bewältigen. Das Schlüsselkonzept ist daher die „Anpassungsfähigkeit", ermöglicht durch Resilienz und die Fähigkeit zur Bewältigung.

Im Licht dieser aktualisierten Definition von Gesundheit hat die Journalistin Jane Brody sicherlich recht, in Fragebögen zu ihrem Zustand trotz ihrer Chronizität „gesund" anzukreuzen. Sie ist gesund, weil sie mehrere physische und emotionale Herausforderungen gemeistert hat (Brustkrebs, Kniegelenksprothesen, den Tod ihres Ehemannes) – was tatsächlich die Bedeutung von „Resilienz" ist – und weil sie erfolgreich mit einer Reihe von schwierigen Bedingungen umgeht (Arthritis in ihren Händen, Rückenschmerzen, Hörbeeinträchtigung und Tinnitus, Amnesie). Das ist die Bedeutung von „Bewältigung", die sie nicht daran hindert, ein erfülltes und zufriedenstellendes Leben zu führen.

Zweifellos hat Jane Brody es geschafft, sich brillant anzupassen, weil sie über erhebliche persönliche, soziale und umweltbedingte Ressourcen verfügt. Tatsächlich ist das Schicksal eines chronischen Patienten ohne diese Mittel sehr unterschiedlich: Man kann sich den Fall eines Diabetikers vorstellen, der keine Versicherung hat und für medizinische Untersuchungen, Tests und Medikamente bezahlen muss (wenn und wann er kann) – das betrifft Millionen von Menschen weltweit. Aufgrund dessen sind die Ungleichheiten, die die „statische" Definition von Gesundheit kennzeichnen, tatsächlich die gleichen, vielleicht sogar schlimmer als die, die die „dynamische" kennzeichnen.

Es ist jedoch auch wahr, dass die Vorstellung von Gesundheit als Anpassungsfähigkeit nicht völlig neu ist. Ein 2009 im *Lancet* veröffentlichter Leitartikel mit dem Titel „Was ist Gesundheit?" [3] zitiert Georges Canguilhem,[1] einen französischen Arzt und Philosophen, der 1943 ein Buch mit dem Titel *Das Normale und das Pathologische* veröffentlichte, in dem das Konzept der Gesundheit genau mit der Fähigkeit zur Anpassung an die Umwelt verknüpft ist.

> „Gesundheit ist keine feste Größe. Sie variiert für jeden Einzelnen, abhängig von seinen Umständen. Gesundheit wird nicht vom Arzt, sondern von der Person definiert, entsprechend ihren funktionalen Bedürfnissen. Die Rolle des Arztes besteht darin, dem Einzelnen zu helfen, sich an seine einzigartigen vorherrschenden Bedingungen anzupassen."

Laut *Lancet* liegt die Schönheit von Canguilhems Definition von Gesundheit, von „Normalität", darin, dass sie die belebte und unbelebte Umwelt sowie die physischen, geistigen und sozialen Dimensionen des menschlichen Lebens einschließt. Sie stellt den einzelnen Patienten, nicht den Arzt, in eine Position der selbstbestimmenden Autorität, um seine Gesundheitsbedürfnisse zu definieren. Der Arzt wird zum Partner bei der Erfüllung dieser Bedürfnisse. *The Lancet* schließt daraus:

> „Canguilhems Definition ermöglicht es uns auch, global auf Krankheiten zu reagieren, indem wir den Kontext der Bedingungen an einem bestimmten Ort sowie die Zeit berücksichtigen. … Indem wir Perfektion durch Anpassung ersetzen, kommen wir einem mitfühlenderen, tröstlicheren und kreativeren Programm für die Medizin näher – zu dem wir alle beitragen können."

Dieses Buch handelt von chronischen Krankheiten und Bewältigung. Bewältigung bezieht sich nicht nur auf Patienten, sondern auch auf Ärzte und Gesundheitssysteme, die sich noch nicht an den tiefgreifenden demografischen und epidemiologischen Wandel angepasst haben, der in den letzten Jahrzehnten stattgefunden hat. Tatsächlich stellen zwei bekannte Geriater fest, dass „trotz des Lebens in einer Welt, die von chronischen Pathologien dominiert wird, in Gesundheitseinrichtungen die medizinische Praxis fast ausschließlich auf akute Fälle ausgerichtet ist, und das vorherrschende Modell zu Beginn des 21. Jahrhunderts immer noch das Modell des vergangenen Jahrhunderts ist" [4].

Es wäre jedoch ungerecht, die gesamte Verantwortung für diese Verzerrung den Gesundheitsarbeitern zuzuschreiben. Mindestens genauso viel Verantwortung muss den Politikern zugeschrieben werden, die die Chronizität ignorieren – nicht nur in Italien. Wieder einmal sprach ein Artikel im *Lancet* im Jahr 2005 von einer „ver-

---

[1] Georges Canguilhem (1904–1995), Arzt, Philosoph und Wissenschaftshistoriker, lehrte Wissenschaftsgeschichte an der Sorbonne in Paris. Zu seinen wichtigsten Werken gehören: *Wissen vom Leben* und *Das Normale und das Pathologische*.

nachlässigten Epidemie" [5] in Bezug auf chronische Krankheiten, und 5 Jahre später stellte ein weiterer Artikel fest: „Globale und nationale Politiken haben es nicht geschafft, die chronische Krankheitspandemie zu stoppen, und haben in vielen Fällen dazu beigetragen" [6].

Der Italienische Nationale Plan für Chronische Krankheiten [7], der wichtige Änderungen in der Organisation der Behandlung vorsieht, wurde 2016 genehmigt, fast 15 Jahre nachdem neue internationale Leitlinien veröffentlicht wurden, und wurde in den meisten Orten nicht umgesetzt, auch aufgrund fehlender spezifischer Finanzierung.

Die Autorin des Buches, Dagmar Rinnenburger, eine Pneumologin und Allergologin, die von Deutschland nach Italien zu ihrem Mann zog, geht mit Sensibilität und Takt auf die Chronizität ein und mit der Kompetenz, die aus qualifizierter klinischer Praxis resultiert. Sie betrachtet das Thema aus verschiedenen Blickwinkeln und Perspektiven, meist aus der Sicht der Patienten. Es gibt eine Hauptfrage, die oft gestellt wird, und das ist: „Wie kann die Lebensqualität von chronischen Patienten verbessert werden und, aus der Perspektive der Bewältigung, was kann das Gesundheitssystem tun, um den Menschen zu helfen, sich an ihre neuen Bedingungen anzupassen?" Antworten auf diese Frage finden sich in fast allen Kapiteln, insbesondere in denen, die der Bildung in Selbstmanagement und Primärversorgung gewidmet sind (inkrementelle Medizin und initiative, vorausschauende Medizin).

In einem Artikel mit dem Titel „Der Heldentum der inkrementellen Pflege", veröffentlicht in *The New Yorker* im Jahr 2017, stellt Atul Gawande [8] den unumstößlichen Glauben an das Heldentum der Chirurgen infrage. Er berichtet von einem Besuch in einer Klinik in einem beliebten und multiethnischen Viertel von Boston namens Jamaica Plain. Hier arbeiten drei Vollzeitärzte, mehrere Teilzeitkräfte, drei Arzthelfer, drei Sozialarbeiter, eine Krankenschwester, ein Apotheker und ein Ernährungsberater.

„Sie betreiben eine medizinische Versorgungsstelle. Spezialisten haben für jede gegebene Situation wahrscheinlich mehr Fähigkeiten und Erfahrung und sind eher geneigt, den Beweisen dafür zu folgen, was funktioniert. Allgemeinmediziner haben keinen Vorteil gegenüber Spezialisten in irgendeinem speziellen Fall. Und doch ist es irgendwie besser, einen Primärversorgungsarzt als Hauptversorgungsquelle zu haben. Asaf versuchte es zu erklären. ‚Es ist nicht eine Sache, die wir tun. Es ist alles', sagte er. Ich fand das unbefriedigend. Ich drängte jeden, den ich in der Klinik traf. Wie könnte es besser sein, einen Allgemeinmediziner zu sehen, statt direkt zu einem Spezialisten zu gehen? Unweigerlich würden die Kliniker zum gleichen Schluss kommen. ‚Es ist die Beziehung', würden sie sagen. Ich begann erst zu verstehen, nachdem ich bemerkte, dass die Ärzte, die Krankenschwestern und das Personal an der Rezeption fast jeden Patienten, der durch die Tür kam, beim Namen kannten. Oft hatten sie den Patienten schon vor Jahren kennen gelernt und würden ihn noch viele Jahre begleiten. Ich realisierte, dass Patient und Arzt sich wirklich kannten – dass der Mann 3 Monate zuvor wegen Rückenschmerzen und 6 Monate davor wegen einer Grippe gekommen war, jetzt wegen Bauchscherzen, und ich begann die Bedeutung ihrer Vertrautheit zu erkennen. Zum einen machte es den Mann bereit, medizinische Hilfe für potenziell ernsthafte Symptome viel früher zu suchen, anstatt es aufzuschieben, bis es zu spät war. Es gibt solide Beweise dafür. Studien haben gezeigt, dass eine regelmäßige medizinische Versorgung durch einen Arzt, der die Patienten kennt, einen starken Einfluss auf ihre Bereitschaft hat, medizinische Hilfe bei schweren Symptomen zu suchen. Dies allein scheint ein bedeutender Beitrag zu niedrigeren Sterberaten zu sein. Bei der Beobachtung der Behandlung begann ich zu verstehen, wie das Engagement, Menschen über längere Zeiträume zu sehen, Primärversorgungsärzten einen sehr anderen Ansatz zur Problemlösung ermöglicht als Ärzten, wie mir als Chirurgen, die hauptsächlich episodische Behandlungen anbieten. … Die Allgemeinmediziner in Jamaica Plain sind Inkrementalisten. Sie konzentrieren sich auf den Verlauf der Gesundheit einer Person im Laufe der Zeit – sogar während eines Lebens. Alle Erkenntnisse sind vorläufig und unterliegen ständigen Anpassungen."

Die Inkrementalisten behandeln ein spezifisches Problem eines Patienten immer unter Berücksichtigung seiner oder ihrer Lebenssituation, Familiengeschichte, Ernährung, Stresslevel und wie diese miteinander in Beziehung stehen.

„Erfolg bedeutet daher nicht den episodischen, momentanen Erfolg, obwohl er eine Rolle spielt. Es geht um den längeren Blick auf inkrementelle Schritte, die zu anhaltendem Fortschritt führen."

Im Kapitel, das den Schlussfolgerungen und Vorschlägen gewidmet ist („Wenn ich ein mächtiger Politiker wäre …"), schreibt Dagmar Rinnenburger: „Die Überlegungen, die ich entwickelt habe, sollen uns helfen, einen Blick auf das zu werfen, was hinter den Kulissen einer imaginierten Gesundheitsversorgung passiert, und als Provokation dienen, ernsthaft über menschliche Leben nachzudenken, in denen Gesundheit zunehmend mit Chronizität verbunden ist." Sie fügt hinzu: „Ich würde die Allgemeinmedizin revolutionieren, sie zum Dreh- und Angelpunkt des Wandels machen; ich würde Teams aus Allgemeinmedizinern, Krankenschwestern, Physiotherapeuten und vielleicht auch Psychologen aufstellen, ich würde kleine Zentren in den Stadtteilen schaffen, die für alle zugänglich sind." Ein Vorschlag, dem ich voll und ganz zustimme.

Gavino Maciocco, Professor für Soziologie, Universität von Florenz (UNIFI)

Literatur

1) Brody JA. Healthy in a falling apart sort of way. The New York Times. 2015 Mar 3.
2) Huber M, Knottnerus JA, Green L, et al. How should we define health? BMJ. 2011;343:d4163.
3) Editorial. What is health? The ability to adept. Lancet. 2009;373:781.
4) Rozzini R, Trabucchi M. Sanità e condizioni di salute delle persone affette da malattie croniche in tempo di crisi. In: Gensini GF, Nicelli AL, Trabucchi M, Vanara F (Hrsg). Rapporto Sanita 2013. Bologna: Il Mulino; 2013. S. 197–212.
5) Horton R. The neglected epidemic of chronic disease. Lancet. 2005;366:1514.
6) Geneau R, Stuckler D, Stachenko S, et al. Rising the priority of preventing chronic diseases: a political process. Lancet. 2010;376:1689–98.
7) Ministero della Salute. Piano nazionale della cronicità, Accordo tra lo Stato, le Regioni e le province autonome di Trento e di Bolzano. 15 September 2016, http://www.salute.gov.it/imgs/C_17_pubblicazioni_2584_allegato.pdf. Letzter Zugriff April 2019.
8) Gawande A. The heroism of incremental care. New Yorker. 2017 Jan 23.

Vorwort

Gesundheit, wie die Natur, ist unvollkommen

„Verliere jeden Tag etwas. Akzeptiere die Aufregung
von verlorenen Türschlüsseln, der schlecht verbrachten Stunde.
Die Kunst des Verlierens ist nicht schwer zu meistern."
Elisabeth Bishop
Eine Kunst, Auszug aus dem Gedicht „One Art"

Ein Gespräch über Chronizität

Ein Gespräch zwischen höflichen Menschen beginnt mit einer Vorstellung. Und dieses Gespräch wird über Chronizität sein. Ich bin Ärztin und komme aus Deutschland. In meiner Heimat habe ich mich auf Krankheiten der Atemwege und Allergien spezialisiert und Asthma in der „Schwarzwaldklinik" behandelt, außerdem habe ich in der Phthisiologie und Lungenonkologie gearbeitet. 1991 zog ich nach Italien, nicht weil ich vom Licht und der Schönheit des „Landes, wo die Zitronen blühen", wie Goethe in *Wilhelm Meisters Lehrjahre* schrieb, angezogen wurde, sondern weil ich meinem Mann. Seitdem lebe ich in Italien. Es dauerte einige Jahre, bis ich mich beruflich eingelebt hatte, zuerst arbeitete ich in einem Rehabilitationszentrum und dann in einem großen römischen Krankenhaus. Mein ganzes Berufsleben dreht sich um Chronizität und die Veränderungen, die diejenigen erwarten, die in dieses „Territorium" eintreten.

Nicht anders, als wenn wir ins Ausland gehen, fühlt man sich auch beim Betreten des Landes der Chronizität oft verloren, und sehr oft klammern wir uns, während wir versuchen, uns an eine neue Situation zu gewöhnen, an vorgefasste Meinungen. Auch ich habe das erlebt, und als Deutsche habe ich manchmal das Gefühl gehabt, als Fremdkörper behandelt zu werden (jeder weiß, dass Deutsche sich nie über das kalte Wetter beschweren, weil sie es gewohnt sind; sie sind steif, sie kleiden sich schlecht und sie essen noch schlechter). Aber ich habe auch von Vorurteilen profitiert. Denn obwohl wir im Vorurteil, das uns anhaftet, als rau und rigide bekannt sind, obwohl wir uns schlecht kleiden, können wir auch ernst, pünktlich, ordentlich, informiert und zuverlässig sein: und diese positiven Aspekte, die den Deutschen voreingenommen zugeschrieben werden, sind hilfreich im Umgang mit Krankheiten. Dieses Vorurteil geht Hand in Hand mit einem anderen, das vielleicht eher einer Erwartung oder magischem Denken ähnelt, dem sich viele Ärzte stellen müssen. Weil die Leute dazu neigen, zu denken, ich sei eine ernsthafte Person, bevor sie mich überhaupt kennenlernen, ist es klar, dass ich ihre Probleme lösen muss: wie Harvey Keitel in der Rolle von Mr. Wolf (in Quentin Tarantinos *Pulp Fiction*), wenn er seinen Auftritt ankündigt: „Ich bin Mr. Wolf, ich löse Probleme." Wer sich an den Film erinnert, weiß, wie diese Probleme gelöst werden: Mr. Wolf kann Leichen verschwinden und blutbeschmierte Autos wie neu glänzen lassen.

Was man von einem Arzt erwartet, ist entschlossenes Handeln, aber das kann nur bei einer begrenzten Anzahl von Problemen der Fall sein, in der Notfallmedizin oder z. B. bei einem akuten Infekt wie einer Lungenentzündung: Antibiotika, Ruhe und Kontrollen sind alles, was benötigt wird, bevor alles wieder normal wird. Aber bei Asthma, chronisch obstruktiver Bronchopneumopathie, bei Ateminsuffizienz und vielen anderen Zuständen kann ich als behandelnde Ärztin meinen Patienten begleiten und sorgfältig einige notwendige Anpassungen vornehmen, um eine Verschlimmerung oder Exazerbation zu verhindern. Ich kann kein Mr. Wolf sein, der alles löst, und diejenigen, die meine professionelle Hilfe mit dieser Art von Erwartung suchen, werden unweigerlich enttäuscht sein.

Wir alle wollen zurück zu dem Zustand, den wir vor dem Ausbruch einer Krankheit hatten, und ein „guter" Arzt und eine gute Ärztin, so der Wunsch der Patienten, sollte in der Lage sein, das zu bewirken, was einmal als *Restitutio ad integrum* bezeichnet wurde. Zurückzukehren zu dem Zustand, der der Krankheit vorausging, ist tatsächlich nur in manchen Fällen möglich, in der Tat müssen die meisten von uns mit einem chronischen Problem umgehen. Im Gespräch mit Betroffenen wiederhole ich immer wieder, dass „chronisch" bedeutet, lernen zu müssen, mit diesem Problem zu leben, dass die Dinge besser werden, dass es in einigen Fällen sogar möglich sein wird, die Therapie zu unterbrechen: Aber wenn ein Problem chronisch ist, wird es sich unweigerlich wieder zeigen. Eine Verschlimmerung kann oft vermieden werden, indem man seine Aufmerksamkeit erhöht, eine feste Beziehung zu denjenigen aufbaut, die kompetent sind und über die Krankheit Bescheid wissen, und indem man „Arzt-Hopping" oder „doctor shopping" vermeidet, d. h. die Runde der international anerkannten Spezialisten macht oder diejenigen aufsucht, die alternative Behandlungen anbieten. Das bedeutet nicht, dass eine zweite Meinung nicht nützlich sein kann oder ein alternativer Ansatz auch in einigen Fällen Linderung bringen kann. Doch irgendwann ist es gut, zur Ruhe zu kommen. Wie viel Geld würde gespart werden, wenn jeder das Paradigma der Chronizität verstehen und annehmen würde? Wie viele Enttäuschungen und wie viel Leid würden vermieden werden, indem man echte Kompetenz sucht? Es macht keinen Unterschied, ob ein Arzt oder Ärztin italienischer, afrikanischer, amerikanischer oder … deutscher Herkunft ist. In diesem Buch ist meine Sicht durch meinen über 30-jährigen Aufenthalt in Italien geprägt.

Um die Behandlung von Krankheiten, die nicht einfach ausgelöscht werden können, anzugehen, müssen wir uns mit unseren Vorurteilen gegenüber der Chronizität auseinandersetzen. Es ist wichtig für uns Ärzte, weil wir ab und zu gerne die Rolle von Mr. Wolf spielen. Es ist auch wesentlich für Patienten, denn wenn ein Gesundheitsproblem nicht vollständig gelöst werden kann, ist die Identität einer Person

dauerhaft betroffen. Das bedeutet nicht, dass eine Person sich als „asthmatisch"
oder „diabetisch" betrachten sollte, sondern, dass eine Person sich als eine Person
betrachten sollte, die lernen muss, mit einem Problem zu leben, sei es groß
oder klein.

Um die verschiedenen möglichen Einstellungen zur Chronizität zusammenzu-
fassen, können wir an zwei entgegengesetzte Ansätze denken. „Hoffentlich chronisch!", hörte ich einmal eine Frau ausrufen. Dies nach einer onkologischen Untersuchung, um eine zweite Meinung einzuholen. Sie war bereits bei einem Onkologen
gewesen und hatte Zweifel an der chemotherapeutischen Behandlung, die sie erhielt. Nach sorgfältiger Prüfung aller Dokumentation, die sie vorlegte, sagte der Ex-
perte, den sie konsultierte: „Ich denke, Ihr Tumor könnte durchaus chronisch werden." Sie war getröstet, sie erzählte mir von der Untersuchung und von ihrem
Wunsch, in das Gebiet der Chronizität einzutreten, denn das bedeutet ja, nicht,
jedenfalls nicht so bald, sterben zu müssen. Die Episode kam mir in den Sinn, als
ich ein Buch las, eine Autobiografie, die ziemlich gut verkauft wurde, in der der
Journalist Alessandro Milan die Krankheit seiner Frau beschreibt: *Mi vivi dentro*
(Du lebst in mir) [1]. Sie hatte ein Karzinom, das nach den ersten Behandlungen
metastasierte. Es gibt eine Szene, die in der Arztpraxis stattfindet, wo sie traurig von
der Metastase erfährt und über die Möglichkeit einer experimentellen Therapie informiert wird:

„‚Schau, Doktor …'
Der Onkologe hörte auf zu tippen und drehte sich um.
‚Ja, ich höre zu.'
‚Wenn diese Behandlung wirkt, die Metastasen … Nun, kurz gesagt, könnten sie ver-
schwinden?'
‚Leider ist das nicht möglich. Wenn alles gut geht, werden wir sie unter Kontrolle halten
können. Aber wir werden nicht in den Zustand zurückkehren können, wie es war, bevor sie
auftraten, wenn Sie das meinen.'
Das ist genau das, was Franci meinte. Und so konnte sie sich nicht mehr vom Krebs erholen. Das waren nicht die ‚Kieselsteine', die immer wieder aus ihrer Brust entfernt wurden, in der Hoffnung, dass sie irgendwann endgültig entfernt worden waren. Jetzt war der
Tumor in ihr. Für immer. Er hatte sich ausgebreitet und konnte nicht mehr in seinen vorherigen Zustand zurückkehren. Das Beste, was man tun konnte, war, ihn, in der Fach-
sprache, chronisch zu machen. Mit ihm leben. Ihn dortbehalten, unter Kontrolle, ihn wie
einen unerwünschten Gast in ihrem Körper respektieren, ohne freundlich zu werden, vor
allem ohne ihm jemals mehr Raum zu geben."

So verschieden kann die Diagnose einer chronischen Erkrankung aufgenommen
werden: auf der einen Seite das Gefühl einer Katastrophe ausgeliefert zu sein, auf
der anderen Seite die Freude, chronisch weiterzumachen, denn das bedeutet
weiterzuleben.

Der Umgang mit Chronizität kann sehr unterschiedlich sein. Ich stelle mir eine
Unterhaltung zwischen zwei Freunden in ihren Fünfzigern vor. Paolo ist leicht übergewichtig, sein Vater ist gerade an einem Herzinfarkt gestorben. Der andere Mann,
Pietro, ist körperlich sehr fit, obwohl ein wenig gestresst wegen der Arbeit; er läuft
täglich 8 km. Die beiden Freunde sprechen nie über ihre Gesundheit oder ihr Be-

finden. Doch eines Tages fragt Paolo Pietro schüchtern: „Bist du chronisch? Ich meine, hast du irgendein Problem, das dich zwingt, jeden Tag eine Tablette zu nehmen?" Pietro zögert: „Ich? Chronisch? Überhaupt nicht! Ich hatte vor einigen Jahren Gicht und ich nehme etwas, um meine Harnsäure zu senken; ich sollte auch eine Pille für meinen Blutdruck nehmen, aber ich versuche, alles durch Joggen unter Kontrolle zu halten." Paolo gesteht, dass er eine Pille für seinen Blutdruck nimmt, weil er einen Herzinfarkt verhindern will, wie den, der seinen Vater getötet hat. Schließlich versucht Paolo, seinen widerstrebenden Freund unter diejenigen zu rekrutieren, die an einer chronischen Erkrankung leiden: „Komm schon, Pietro: Nimm einfach die Pille, sie wird helfen, Schlimmeres zu verhindern, so gut es geht." Für sportliche, schlanke Menschen ist es oft schwieriger, einen kardiovaskulären Risikofaktor oder auch eine Tumorerkrankung zu akzeptieren, denn sie sind überzeugt alles zu tun, um nicht zu erkranken.

Wenn Chronizität auch Multimorbidität ist, sind die Dinge anders. Ich erinnere mich an Herrn Fernando, 48, er kam eines Nachmittags in die Klinik, mit einem Ordner, einem sehr dicken; als ich fragte, wie ich behilflich sein könnte, antwortete er: „Nun, ich bin kompliziert." Er stellte seine klinische Situation sehr knapp dar, ein Anzeichen dafür, dass er seine Geschichte schon oft erzählt hatte: „Ich bin seit dem Alter von 6 Jahren Diabetiker; jetzt muss ich zur Dialyse wegen meiner Nieren; ich kann nicht sehr gut sehen, weil ich eine Retinopathie habe; ich habe eine Polyneuropathie; ich habe geraucht – leider – und wegen koronarer Probleme habe ich zwei Stents. Natürlich bin ich hypertensiv, und das Rauchen hat mir eine chronische Bronchitis hinterlassen. Vor einigen Jahren hatte ich nachts Angstattacken, und es stellte sich heraus, dass ich Schlafapnoe habe: Sie ist schwer, mehr als hundert Episoden pro Stunde. Ich konnte damit nicht umgehen, es war mir unmöglich, nachts die Maske zu tragen. Ich habe abgenommen und die Apnoe hat sich stark verbessert. Ich leide auch an gastroösophagealem Reflux und deshalb schlafe ich mit erhöhtem Rücken." Ich fragte, ob er beschlossen hatte, seine Atemsituation neu zu bewerten, und er antwortete, dass das der Fall sei, tatsächlich wurde er getestet, um auf die Transplantationswarteliste gesetzt zu werden, möglicherweise Niere und Bauchspeicheldrüse in einer einzigen Operation. Ich zögerte ein wenig, bevor ich fragte, ob er Arbeit habe, denn es schien mir fast unmöglich, dass er noch im Berufsleben stehen und all diese Probleme gleichzeitig bewältigen konnte. Er antwortete ziemlich abrupt: „Natürlich, Doktor; deshalb konnte ich vor 17:00 Uhr nicht hier sein." Nachdem ich seine Lungenfunktion getestet hatte, fügte er am Ende der Untersuchung hinzu: „Ich habe vergessen zu sagen, dass ich auch Zöliakie habe." Er bemerkte, dass ich kurz davor war zu lachen, aus Unglauben; er lachte auch: Ja, das Schicksal hatte ihn nicht gut behandelt. Einfach zu viel für eine einzige Person.

Chronizität ist eine sehr vielfältige Welt, sie umfasst leichte Zustände und Situationen von beispielloser Komplexität.

Wir alle werden alt, wenn wir Glück haben, und krank: Das ist des Menschen Schicksal – es sei denn, ein gewaltsamer oder vorzeitiger Tod unterbricht unser Leben vorher. Aber wir tun uns schwer zu akzeptieren, uns altern zu sehen und zu fühlen: Wir arbeiten an unserem Aussehen und verbergen die Substanz, weil es schmerzhaft ist. Oft ist die regelmäßige Einnahme eines Medikaments eine Metapher, die den Eintritt in das Reich des Alterns symbolisiert, die ständige Notwendigkeit für „Anpassungen".

Es ist schwer, diesen Übergang zu akzeptieren, besonders wenn wir uns nicht mit unserer Endlichkeit abfinden können. Die Menschen leben länger, aber die Jahre des Wohlbefindens sind nicht mehr geworden: Das Alter hat zugenommen, zusammen mit seinen vielen chronischen Problemen. Dino Buzzati sprach darüber [2] auf eine poetische Weise, indem er die Metapher eines Regiments benutzte, das bei Tagesanbruch aufbricht:

> „Jeder bekommt mehr oder weniger im voraus Bescheid, manchmal sind es Stunden, oder Tage, manchmal Monate oder sogar Jahre: Es gibt keine Ausnahmen. Die Tatsache ist, dass kaum jemand es realisiert. Tatsächlich ist in der Mehrheit der Fälle die Ankündigung keine explizite, wie ein Aufruf zu den Waffen, sondern besteht aus kleinen Zeichen, die leicht für zufällige Ereignisse gehalten werden können, die keine Bedeutung haben. Aber vor allem, weil die Menschen die Vorstellung ihres fatalen Schicksals wild verabscheuen, sind sie in der Lage, die absurdesten Gedanken zu formulieren, um die voraussagende Evidenz zu leugnen und zu leben, als ob jeder von ihnen, durch ein mysteriöses Privileg, von dem universellen Gesetz verschont bliebe."

Hier ist Chronizität die Vorbereitung, die vom Regiment getroffen wird, das bei Tagesanbruch aufbricht, das sowieso aufbricht. Chronizität beinhaltet sowohl Hoffnung als auch Untergang, sie hat tausend Zwischenfacetten. Es ist eine Suche nach der besten Einstellung: Es ist eine Herausforderung für Ärzte, Bürger und Gesundheitsorganisationen. Es wird das Thema unseres Gesprächs sein.

Literatur

1) Milan A. Mi vivi dentro. Mailand: DeA Planeta; 2018.
2) Buzzati D. Il reggimento parte all'alba. Mailand: Henry Beyle; 2018.

Inhaltsverzeichnis

Über die Autorin

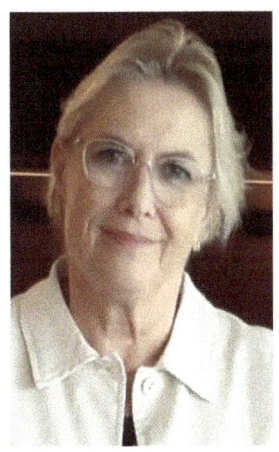

Dagmar Rinnenburger ist eine deutsche Ärztin, die seit über 30 Jahren in Rom lebt, spezialisiert in Lungenheilkunde und Allergologie mit langjähriger Erfahrung in deutschen und dann italienischen Krankenhäusern im Bereich der Lungenmedizin. Sie arbeitete in Deutschland in der inneren Medizin, der Lungenheilkunde und in der Rehabilitation. Nach dem Umzug nach Italien 1991 wieder in der Pneumologie und der neurologischen Rehabilitation im Rehabilitationszentrum Fondazione Santa Lucia in Rom, wo sie auch eine Asthmaschule leitete. In dieser Zeit schrieb sie ein Buch über Patientenschulung für Asthmatiker. Ab 2003 war sie in der intensivmedizinischen Betreuung von Lungenpatienten im San-Camillo-Krankenhaus, einem der größten Krankenhäuser Roms tätig. Insbesondere widmete sie sich Patienten mit chronischer Ateminsuffizienz, die durch neuromuskuläre Probleme wie amyotrophe Lateralsklerose oder Muskeldystrophie oder aber durch schwere Exazerbationen bei chronisch obstruktiver Lungenerkrankung verursacht wurden. Ihre besondere Aufmerksamkeit galt der gemeinsamen Entscheidungsfindung im Verlauf der Erkrankung, was therapeutische Fragen betrifft, auch im Endstadium, und sie arbeitete an der Verbesserung der Kommunikation zwischen Patient und Arzt. Weiterhin klinisch in ihrer fachärztlichen Praxis tätig, unterrichtet sie als Gastprofessorin an der Unicamillus Medical School in Rom und versucht, den Studenten im ersten Jahr die Probleme durch die wachsende Zunahme chronischer Erkrankungen nahezubringen. Sie war Gastdozentin in einem Master für Palliativmedizin an der Universität von Florenz. Im Norden Roms lebt sie auf dem Land mit ihrem Mann und vielen Tieren.

Geschichten aus einer Welt, von vielen bewohnt und für alle zugänglich

Die Gesellschaft altert und die Chronizität nimmt zu, aber die Gesundheitssysteme scheinen dies kaum bemerkt zu haben. Krankenhausbetten werden ständig reduziert; Italien, wie die meisten Länder, sieht sich einer Notlage gegenüber, die durch den sich zuspitzenden Mangel an Pflegepersonal verursacht wird; die territoriale, ambulante Versorgung ist oft unzureichend; Hausärzte sind außerhalb der Sprechstunden – abends, nachts, am Wochenende – nicht erreichbar, und wollen sich nicht überall niederlassen. Es gibt auch in Italien einen ärztlichen Notdienst, oft von jungen Ärzten besetzt, die die Patienten nicht kennen können.

Außerdem werden Familien immer kleiner, und Haushalte, die aus nur einer Person bestehen, nehmen stetig zu. Familien können allein nicht mit den Bedürfnissen ihrer Angehörigen in Schwierigkeiten fertigwerden, nicht in einer Welt, in der die Jahre der Pflegebedürftigkeit Zahlen erreicht haben, die in der Vergangenheit undenkbar gewesen wären.

Neben chronischen Behinderungssituationen gibt es auch die *kleine*Chronizität: Krankheiten – oder Zustände, wie wir heute lieber sagen – wie Bluthochdruck, Hyperlipidämie oder durch Alter und Gewicht verursachter Diabetes, die oft keine Symptome verursachen, aber identifiziert und behandelt werden müssen, um komplexere Situationen zu verhindern. Leichtes Asthma oder chronische Bronchitis können zu echten Notfällen führen. Diese und viele andere Zustände werden jetzt besser und früher diagnostiziert. Vom Moment ihrer Diagnose an müssen sie überprüft und ständig angepasst werden; tatsächlich können sie sich zu schweren chronischen Zuständen entwickeln, die zu verminderter Autonomie führen. Dies ist der Fall bei Ateminsuffizienz, die eine Langzeit-Sauerstofftherapie erfordert, mit oder ohne mechanischer Beatmung, oder bei chronischer Herzinsuffizienz. Diese Krankheiten können sich im Laufe eines Lebens so verschlechtern , dass eine Palliativversorgung nötig wird. Dies war bis vor einigen Jahren den Tumorerkrankungen vorbehalten war: ein Ansatz, der jedoch allen Behandlungen chronischer Art innewohnen sollte.

D. Rinnenburger, *Chronische Erkrankungen*, https://doi.org/10.1007/978-3-031-68960-4_1

Manchmal werden die von uns erwähnten Zustände zu früh als Krankheiten eingestuft, die mit Medikamenten behandelt werden müssen, und dies begünstigt das sogenannte Krankheitsmarketing oder „disease mongering": Gesundheitssysteme und Menschen werden ausgenutzt, und Medikamente werden auch dann verschrieben, wenn sie nicht notwendig sind. Zum Beispiel schlagen viele Leitlinien vor, Cholesterin oder Blutdruck über einen immer niedrigeren Schwellenwert zu behandeln, sodass einem großen Teil der Bevölkerung Medikamente zur Regulierung von Blutfetten oder Blutdruck verschrieben werden. Methodisch korrekte Leitlinien und engagierte Fachleute versuchen, die Komplexität zu berücksichtigen, indem sie auch andere Risikofaktoren und die Familiengeschichte betrachten, jedoch fühlt sich eine ängstliche Person sicherer, wenn sie eine Medizin einnimmt. Mit gesunden Menschen lässt sich viel Geld verdienen, wenn sie dazu gebracht werden, sich zu verhalten, als wären sie krank.

Dies beschrieb Jules Romain hervorragend in seinem Theaterstück *Dr. Knock oder der Triumph der Medizin* [1]. Dr. Knock vertritt den Hausarzt in einer kleinen Stadt und verwandelt in kurzer Zeit die Bürger, die nur ungern einen Arzt aufsuchten, in Patienten und die Stadt in ein Krankenlager. Vorher mochte niemand zum Arzt gehen, aber nach einer Untersuchung bei Dr. Knock, zu Beginn kostenlos, haben alle einen Grund. Denn wer ist ab einem bestimmten Alter schon schmerzfrei beweglich, ohne Magen- und Verdauungsprobleme und atmet auch noch bestens bei reiner Haut? Befindlichkeitsstörungen werden zu Krankheiten, die kostenintensiv behandelt werden. Jules Romains Theaterstück, 1927 geschrieben, nimmt manche Verirrungen der Medizin unserer Zeit vorweg.

Dies gilt nicht nur für Arzneimittel, sondern auch für bestimmte Formen des Screenings, die zu vielen unsicheren Diagnosen führen. Roy Moynihan warnte 2002 im *BMJ*, dass man zu einer chronisch kranken Person wird, ohne tatsächlich krank zu sein [2].

Eine Hypothese ist, dass dies auch eine Marktstrategie ist: die Fähigkeit, mit Krankheit, Chronizität und Tod umzugehen, zu erhöhen, indem man versucht, sie mit Medizin verschwinden zu lassen. Dies ist einer der Gründe, die mich motivieren, über Chronizität zu schreiben: Niemand sollte als chronisch krank betrachtet werden, wenn es nicht notwendig ist, denn dieser Zustand sollte behandelt werden, wenn das Leben verlängert und wenn möglich auch die Lebensqualität verbessert werden können. Die Entwicklung der Chronizität ist besonders in der Onkologie offensichtlich. Das Paradigma hat sich vor unseren Augen verändert: Einmal die tödliche Krankheit *par excellence*, haben Tumorerkrankungen sich zu einer chronischen Krankheit entwickelt. Manchmal sind sie unheilbar, aber sehr oft kommt es zur Heilung im Sinne von „frei von Tumor", ein Zustand, der häufige Überwachung, Behandlung und therapeutische Anpassungen erfordert. Er verursacht oft Angst, aber glücklicherweise ist es in vielen Fällen heute möglich, nicht nur zu überleben, sondern auch lange und gut weiterzuleben. Es ist noch ein langer Weg zu gehen, um den vorherrschenden Standpunkt zu onkologischen Pathologien zu ändern und eine gelassenere Einstellung zu chronischen Situationen zu fördern. Persönliche Einstellungen unterscheiden sich stark, ebenso wie die Art und Weise, wie man mit einer onkologischen Diagnose umgeht. Es gibt diejenigen, die sich vorbereiten, als würden sie in den Krieg ziehen – „Ich werde gewinnen" – indem sie beschließen, ihr Leben radikal zu ändern: nicht nur in Bezug auf Lebensstil oder Ernährung, sondern auch mit radikalen psychologischen Veränderungen, basierend auf der persönlichen Überzeugung, dass auch toxische Beziehungen zur Entstehung der Krankheit beigetragen haben. Dies sind die Art von Erfahrungen, die Menschen motiviert, ein Buch über ihr Leben mit der Krankheit zu schreiben oder ihre Statements mit Fotografien und Filmen in den sozialen Medien zu posten. Manchmal versucht eine Person, während der chemotherapeutischen Behandlung ‚nicht anwesend' zu sein. Ich erinnere mich an einen Mann in seinen Vierzigern, bei dem ein kleinzelliges Lungenkarzinom diagnostiziert wurde. Ein schnell wachsender und metastasierender Tumor, der eine Chemotherapie erforderte. Als er ins Krankenhaus kam, damals wurden Chemotherapien noch stationär durchgeführt, hatte er nur eine Bitte: Er wollte schlafen, er wollte während der Infusion der Chemotherapie „nicht anwesend" sein; die Behandlung hatte einen starken Einfluss auf ihn, er litt unter sehr starker Übelkeit und zeigte eine ablehnende Haltung. In den letzten Jahren sind die Behandlungen zur Bekämpfung der Nebenwirkungen der Therapie ausgefeilter geworden. Als Ärzte und Krankenschwestern sind wir jedoch sehr beeindruckt, wenn wir einen Raum betreten, in dem zwei Patienten mit der gleichen Krankheit die gleiche Behandlung erhalten: Der eine Patient hat großen Hunger und isst gebratenes Huhn, der andere schläft, weil wir seinen Wunsch, „nicht anwesend zu sein", erfüllt haben und er seit zwei Tagen vor sich hindämmert und nicht isst. Gesundheitspersonal hat viele Geschichten über kranke Menschen und die verschiedenen Weisen, wie diese Menschen mit dem Bewusstsein ihres eigenen nahenden Endes umgehen.

Es ist interessant, dass der paradigmatische Wechsel hin zur Chronizität in der Onkologie aufgrund der Arbeit nicht nur in Krankenhäusern, sondern auch auf „zellulärer" Ebene stattgefunden hat. „Eine neue Theorie des Krebses" ist ein Artikel von Paul Davies, einem britischen Physiker und Dozenten an der Arizona State University [3]. Im Jahr 2008 bat der damalige Direktor des Nationalen Krebsinstituts den Gelehrten, eine andere Perspektive auf die Krebsforschung zu geben. Der „Krieg" gegen den Krebs war erklärt worden. 1971 sagte Nixon, das Ziel sei es, ihn bis 1979 auszurotten. Heute wissen wir, dass wir noch weit davon entfernt sind. Die Überlebenszeit nach Diagnosestellung hat sicherlich zugenommen, die Behandlung ist differenzierter geworden, jedoch ist es nicht möglich, von der Ausrottung des Krebses zu sprechen. Paul Davies, ein Physiker, antwortete auf diese Einladung, indem er sagte, dass er nichts über Krebs wisse, doch genau aus diesem Grund sei er eingeladen worden, seine Meinung zu äußern: Krebs erfordere eine völlig andere Perspektive als die der Biologen. Kurz gesagt, die Theorie, die er entwickelte, argumentiert, dass Krebs nicht die Folge von Schäden ist, sondern eine Art und Weise, wie Zellen auf eine schädliche Umgebung reagieren. Deshalb muss der therapeutische Ansatz seine Strategie und Konzeption ändern. Sein Schluss ist, dass die Suche nach einer einzigen Behandlung für Krebs nicht nur teuer, sondern auch unnötig ist. Da Krebs in der Natur des mehrzelligen Lebens verwurzelt ist, ist der beste Weg, ihn zu bewältigen und zu kontrollieren (nicht auszurotten), ihn mit physischen Bedingungen herauszufordern, die seinem atavistischen Lebensstil feindlich sind. Es ist in der Tat notwendig, die Kultur des Krebses zu ändern, den Weg des erbitterten Krieges zu verlassen und ihn als chronische Krankheit zu akzeptieren. Wenn wir ihn nicht zerstören können, müssen wir verhindern, dass er uns zerstört. Nur durch ein besseres Verständnis seiner Stellung im allgemeinen Kontext der evolutionären Geschichte können wir wirklich einen Einfluss auf die Lebenserwartung haben. Diese Veränderung findet mit der Immuntherapie statt, die die körpereigene Abwehr moduliert. Seit vielen Jahrzehnten wurden Therapien versucht, doch die erste Zulassung für einen sogenannten Checkpoint-Inhibitor wurde 2011 für Ipilumumab bei metastasierendem Melanom erteilt. Seitdem gibt es ununterbrochen neue Therapien mit einem Ziel: Die Tumorerkrankung soll chronisch werden.

Wie schon gesagt, die nationalen Gesundheitssysteme haben Mühe, die tiefgreifenden Veränderungen, die in der Welt der Krankheit stattfinden, zur Kenntnis zu nehmen. Der einzige Hinweis darauf, dass in Italien der Chronizität Aufmerksamkeit gewidmet wird, ist der Nationale Chronizitätsplan [4], der 2016 auf der Grundlage des Chronic Care Model [5] erstellt wurde, das Anfang der 1990er-Jahre in den Vereinigten Staaten entwickelt wurde.

Der Plan sieht Leitlinien, eine Liste der wichtigsten kritischen Punkte im Bereich der Versorgung, die Definition von allgemeinen und spezifischen Zielen, Vorschläge für Interventionsstrategien und für die Überwachung einiger chronischer Krankheiten vor. Es handelt sich um ein Gesundheitsmodell, das die Zunahme der Chronizität ansprechen will, die daher andere Anforderungen an das nationale Gesundheitssystem stellt als in der Vergangenheit. Die Ziele des Plans sind ausdrücklich wie folgt formuliert:

„Der Nationale Chronizitätsplan wurde aus der Notwendigkeit heraus geboren, die Aktivitäten in diesem Bereich auf nationaler Ebene zu harmonisieren, indem ein Dokument vorgeschlagen wird, das mit den Regionen abgestimmt ist und, kompatibel mit der Verfügbarkeit von wirtschaftlichen, menschlichen und strukturellen Ressourcen, einen gemeinsamen strategischen Plan identifiziert, der darauf abzielt, Interventionen auf der Grundlage eines einheitlichen Ansatzes zu fördern, der auf die Person ausgerichtet ist und auf eine bessere Organisation der Dienstleistungen und die volle Verantwortung aller Akteure, die an der Hilfe beteiligt sind, abzielt. Ziel ist es, zur Verbesserung des Schutzes für Menschen mit chronischen Krankheiten beizutragen, die Belastung für Einzelpersonen, ihre Familien und den sozialen Kontext zu reduzieren, die Lebensqualität zu verbessern, die Gesundheitsdienste in Bezug auf Prävention und Hilfe effektiver und effizienter zu gestalten und eine größere Gleichheit und Gerechtigkeit des Zugangs für die Bürger zu gewährleisten."

Derzeit umfasst der italienische Nationale Chronizitätsplan die folgenden Krankheiten:

- chronische Nierenerkrankung und Nierenversagen;
- chronische rheumatische Erkrankungen: rheumatoide Arthritis und chronische Arthritis im Kindes- und Jugendalter;
- chronische Darmerkrankungen: ulzerative Rektokolitis und Morbus Crohn;
- chronische Herz-Kreislauf-Erkrankung: Herzinsuffizienz;
- neurodegenerative Erkrankungen: Parkinson-Krankheit und Parkinsonismus;
- chronische Atemwegserkrankungen: COPD und Ateminsuffizienz;

- respiratorische Insuffizienz im Kindes- und Jugendalter;
- Asthma im Kindes- und Jugendalter;
- endokrine Erkrankungen in Kindheit und Jugend;
- chronische Nierenerkrankungen in Kindheit und Jugend.

Einige haben den Plan kritisiert. Bisher haben nur einige Regionen des Landes reagiert; es wurden überhaupt keine Gelder bereitgestellt, er wurde zuletzt im Juli 2024 bearbeitet aber finanzielle Mittel wurden auch diesmal nicht zur Verfügung gestellt Es ist unmöglich, einen Plan umzusetzen, der eine tiefgreifende Umorganisation des Gesundheitssystems auf territorialer Ebene in Zeiten erfordert, in denen überall Ressourcen fehlen und alle Projekte nur mit Schwierigkeiten durchgeführt werden können.

Wenn wir von der Gesundheitspolitik absehen und uns den Alltag ansehen, stellen wir fest, dass die Chronizität in den Häusern der Menschen über die im Plan genannten Bedingungen hinausgeht, weil sie die Liste der berücksichtigten Pathologien übersteigt. Wir könnten z. B. betrachten, was im Bereich der psychischen Gesundheit passiert. Die meisten von Psychiatern betreuten Fälle sind chronische Zustände und psychisch Kranke lasten fast ausschließlich auf den Schultern ihrer Familien, was dazu führt, dass andere chronische Zustände aufgrund der psychischen und physischen Anstrengung, die von den Pflegepersonen verlangt wird, entstehen. Menschen, die an einer psychischen Störung leiden, lehnen oft Hilfe ab, sie wollen nicht in einer ambulanten Psychiatrie behandelt werden: entweder weil sie die Krankheit nicht als solche erkennen oder weil sie unter einer Suchtform leiden. Das Zuhause ist oft der einzige Ort, in dem diese Art von Chronizität behandelt wird.

Darüber hinaus spielen Essstörungen eine immer wichtigere Rolle bei der Chronizität, angefangen bei Fettleibigkeit, die sich auf die Knochenstruktur auswirkt, die oft bereits durch das Altern, insbesondere bei Frauen, beeinträchtigt ist. Übergewicht belastet das Herz-Kreislauf-System und die Lungen und kann zur Indikation nächtlicher mechanischer Beatmung führen, die sowohl für Schlafapnoe als auch für das Hypoventilationssyndrom notwendig ist, die oft durch chronische Bronchitis kompliziert werden. Bei übergewichtigen Personen ist auch das Risiko bestimmter Tumorerkrankungen erhöht., gany abgesehenund die Herzkreislauferkrankungen. Die Reduzierung von Übergewicht wurde von der Weltgesundheitsorganisation (WHO) als eine der Strategien zur Prävention chronischer Krankheiten identifiziert. Und die Anorexie? Heute altern die anorektischen Patienten der 1970er-Jahre, sie sind einem frühen Verfall ausgesetzt, der durch jahrelangen Mangel an Nahrung und essenziellen Nährstoffen, wie z. B. Vitamin B, das für das Nervengewebe unverzichtbar ist, verursacht wird.

Fortschritte in der Pädiatrie haben es ermöglicht, dass Frühgeborene, die in der Vergangenheit sicherlich gestorben wären, überleben . Leider können wir nicht verhindern, dass diese Frühgeborenen mit einer Reihe von Problemen aufwachsen, insbesondere wenn ihr Geburtsgewicht unter 1500 g liegt: etwa 10 % von ihnen werden später im Leben unter Bedingungen leiden, die beobachtet und behandelt werden müssen, wie Lähmungen, Bronchodysplasie, Blindheit oder Taubheit. Es ist jedoch auch wahr, dass viele chronische Krankheiten, die heute im Kindesalter auftreten, diagnostizierbar und behandelbar sind, obwohl sie oft nicht geheilt werden können: Wir denken an Asthma, Diabetes, zystische Fibrose, einige Formen von Krebs, Sichelzellenanämie oder AIDS. In dieser Hinsicht kann auch bei Kindern ein Szenariowechsel beobachtet werden, da die Prävalenz von Infektionskrankheiten einer Prävalenz von chronischen Zuständen gewichen ist. Basierend auf der Definition von chronischer Krankheit sind zwischen 13 und 27 % der Kinder betroffen, und oft setzt sich dieser Zustand im Erwachsenenalter fort [6]. Es ist heute nicht ungewöhnlich, junge Erwachsene mit einer Zerebralparese in der Praxis eines Pneumologen zu sehen.

> Paolo ist 23 Jahre alt. Er wird von seinen Eltern in die Klinik gebracht, unterstützt von einer Pflegekraft. Er ist auf einen speziellen Rollstuhl angewiesen, er ist unruhig und kann kaum alleine sitzen. Er ist sehr dünn und, soweit man das sagen kann, sehr groß; er leidet an spastischer Tetraparese, die durch eine traumatische Geburt verursacht wurde und hat verschiedene Episoden von Lungenentzündung durchgemacht. Seine Eltern sagen, sie seien verzweifelt: Sie wissen nicht mehr, wie sie mit Paolos ständigem Husten umgehen sollen, der oft von hohem Fieber begleitet wird. Ich frage sie nach seiner Ernährung. Wie oft bei neurologischen Erkrankungen dieser Art gibt es eine Schluckstörung: Paolo hat Schwierigkeiten, seinen Kopf aufrecht zu halten, er ist nach hinten geneigt; sein Hustenreflex ist reduziert und das Essen geht oft in seine Atemwege, was zu Aspirationspneumonie führt. Seine Eltern wissen das. Ich lasse sie mit einer auf Schluckstörungen spezialisierten Logopädin sprechen, die ihnen einige Ratschläge zu seiner Haltung und zur Verdickung der Nahrung gibt. Sie sind sich jedoch bewusst, dass dies wahrscheinlich nicht ausreicht. Aus technischer Sicht benötigt Paolo eine PEG, perkutane Enterogastrotomie: ein Schlauch, der direkt in seinen Magen eingeführt wird, um ihn mit künstlicher Nahrung zu versorgen; was seine Ateminsuffizienz betrifft, die durch Sekretionen verursacht wird, die er nicht bewältigen kann, wäre aus technischer Sicht eine Tracheotomie erforderlich. Ich informiere die Eltern und sie antworten, dass sie sich dessen bewusst sind, aber seine Mutter fügt hinzu: „Sie wissen, Frau Doktor: Ich habe meinen Sohn sehr lieb, ich weiß, es mag schwer zu glauben sein, aber er kommuniziert mit mir. Er macht Geräusche und ich verstehe, ob er glücklich ist oder Schmerzen hat. Eine Tracheotomie würde diese Kommunikation unmöglich machen. Wie würden wir mit ihm umgehen, wenn er aufgeregt ist, mit einem Schlauch in seinem Magen und einem in seinem Hals?" Sie hat recht: Die einzige Lösung wäre eine starke Sedierung. Die Eltern wissen, dass eine Aspirationspneumonie tödlich sein könnte; sie lieben ihren Sohn, sie wollen, dass er lebt, sie wissen, was die Medizin aus technischer Sicht bieten kann, aber während unseres Gesprächs wird klar, dass sie sich nicht für invasive Eingriffe entscheiden wollen – und wir „spezialisierten Techniker" auch nicht –, die Leiden verursachen würden und eine Sedierung notwendig machen. Wir stimmen zu, dass wir so gut wie möglich versuchen müssen, konservative Behandlungen anzuwenden: verdickte Nahrung, eine korrekte Haltung bei der Nahrungsaufnahme und ein Hustengerät, das beim Abhusten hilft, die Hilfe eines Logopäden und Antibiotika bei Bedarf.

Die „problematischen" Neugeborenen der Vergangenheit überlebten auf der Intensivstation; sie wurden mithilfe der Technologie zu Erwachsenen, dank Beatmungsgeräten und anderen Prothesen. Kinderärzte behaupten zu Recht, dass sie nicht mehr in ihrer Verantwortung sind. Doch manchmal hat die „Erwachsenenmedizin" Schwierigkeiten, die komplexen Patienten mit vielen Bedürfnissen aufzunehmen und entsprechend zu Hause zu versorgen. Einige chronische Szenarien weisen einen hohen Grad an Komplexität auf, oft verbunden mit erheblichen technischen Schwierigkeiten, die vor nur 20 Jahren undenkbar gewesen wären.

Alle Fachgebiete haben eine Liste von chronischen Erkrankungen.

Statt die Chronizität fachspezifisch zu betrachten können wir uns stattdessen auf die Symptome konzentrieren. Menschen mit Schmerzen oder Atemnot: Dies ist das Modell, das von der modernen Palliativpflege vorgeschlagen wird, die über die Klassifizierung einzelner Pathologien hinausgeht [7].

Was also definiert eine chronische Erkrankung? Fühlen wir sie selbst, machen uns andere darauf aufmerksam oder ist es einfach das Alter? Die meisten Menschen über 60 nehmen ein Medikament, um den Blutdruck, den Cholesterinspiegel oder den Blutzuckerspiegel zu senken oder andere Beschwerden unter Kontrolle zu halten: Sollten sie alle als chronisch krank betrachtet werden? Eine große Anzahl von Menschen hat eine oder mehrere Krankheiten zu bewältigen. Es wird auch von „Chronizitäts-Clustern" gesprochen, wie dem metabolischen Syndrom, das durch Bluthochdruck, Hyperlipidämie, Diabetes und erhöhtes Bauchfett gekennzeichnet ist, oft kompliziert durch Diabetes und Herz-Kreislauf-Erkrankungen. Oft haben Menschen, die einen Tumor oder einen Herzinfarkt hatten, auch Bluthochdruck, chronische Bronchitis und sind depressiv. Heute ist der vorherrschende Ansatz bei einer Person, die – wie wir sagen – an Polypathologien leidet, die Fragmentierung der Behandlung in viele verschiedene Fachbereiche, was sich in einer Reihe von medizinischen Untersuchungen äußert, die oft nicht miteinander verbunden sind, und idealerweise von einem guten hausärztlichen System koordiniert werden sollten.

„Das Alter ist ein Massaker", schrieb Philip Roth in *Everyman* [8] und der Titel des Buches erinnert daran, dass wir alle früher oder später unseren körperlichen Verfall und den der uns Nahestehenden miterleben müssen. „Everyman" bedeutet jeder und jeder von uns. Chronische Krankheiten und Zustände sind Teil unseres Lebens. Oliver Sacks hingegen drückte sich auf eine poetischere Weise aus: Er schrieb von dem „Horror und Wunder", die sozusagen hinter der Oberfläche der Gesundheit verborgen sind [9]. Die Bedeutung ist die gleiche: Dies ist der Ort, an den jeder von uns schließlich gelangen wird, auch wenn wir darauf bestehen, es nicht akzeptieren zu wollen – wie Winston Churchill in der Fernsehserie *The Crown* (Abb. 1.1).

Wo können wir im Alltag chronisch Kranke treffen, außerhalb unseres Kreises von Verwandten, Freunden und Bekannten? Wenn ich im römischen Verkehr feststecke, in der sich windenden Autoschlange, die mich ins Krankenhaus bringt, sage ich mir immer wieder: „Du bist nicht im Verkehr, du bist der Verkehr." Während eine weitere Verengung der Fahrspur durch ein in zweiter Reihe parkendes Auto meine Fahrt zur Station verlangsamt, frage ich mich umschauend, wer diese

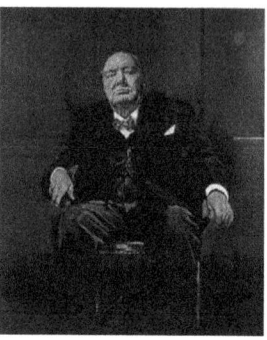

Abb. 1.1 Credit: Porträt von Winston Churchill (1954) von Graham Sutherland. In einer Szene der englischen Fernsehserie *The Crown* beschließen britische Abgeordnete, ein Porträt von Winston Churchill zu seinem 80. Geburtstag von einem berühmten Maler anfertigen zu lassen. Als das Gemälde während der Feier enthüllt wird, ist Churchill empört: Er erkennt sich selbst nicht. Er sagt nur ein Wort: „Grausam." Später lässt seine Frau das Gemälde zerstören (Credit: Das Geheimnis der verlorenen Meisterwerke, Factum Arte in Zusammenarbeit mit Sky ARTE) [9]

Menschen sind und wohin sie gehen. Wir neigen dazu, zu denken, dass die Menschen in den Autos zur Arbeit oder zur Schule fahren. Es gibt diejenigen, die, wie ich, zur Arbeit fahren, aber es gibt auch diejenigen, die als Patienten ins Krankenhaus fahren: Jemand geht zu einer Untersuchung, eine andere Person wartet vielleicht ängstlich auf einen Termin für eine Biopsie, andere gehen zu einem weiteren Chemotherapiezyklus, und es gibt diejenigen, die zur prästationären Behandlung vor einer Operation gehen. Viele können nicht alleine gehen, weil sie nicht mehr selbstständig sind oder weil sie Medikamente oder Beruhigungsmittel einnehmen sollen. Kranke Menschen werden von ihren Söhnen oder Töchtern begleitet, die sich freigenommen haben und ungeduldig darauf warten, zur Arbeit zurückzukehren; oft werden sie von Pflegekräften unterstützt. Sie haben einen weiten Weg zurückgelegt, um in der Hauptstadt die beste Therapie zu erhalten, sind früh aufgestanden wegen des Verkehrs. Sie kämpfen um einen Parkplatz: Der Behindertenparkplatz ist oft schon voll. Alles ist schwierig in und um den Ort der medizinischen Versorgung in Rom. Manchmal scheint das Krankenhaus für gesunde und sportliche Menschen konzipiert zu sein, die sich mit Agilität bewegen, Treppen rauf- und runterlaufen und lange Wartezeiten vor den Aufzügen vermeiden können – es ist immer einer außer Betrieb … Der große Morgenverkehr: Dies ist einer der Orte, um über Chronizität nachzudenken.

Wenn wir weiterfantasieren, können wir uns vorstellen, was diese Menschen während dieser hektischen Reise, die am Morgen beginnt, fühlen. Für manche reicht der typische Geruch von Krankenhäusern aus, um Angst auszulösen. Andere haben Angst vor dem, was die Ergebnisse anzeigen könnten. Einige sind wütend und enttäuscht, sie fühlen, dass ihnen nicht genug Aufmerksamkeit geschenkt wurde. Andere sind ungeduldig und haben das Gefühl, ihre Zeit in absurden Verfahren zu verschwenden.

Viele hoffen jedoch auch, eine Lösung für ihre Probleme zu finden, und sind sowohl dankbar als auch erleichtert. Einige sind enttäuscht, weil das medizinische

Personal und die Krankenschwestern müde sind und immer zu sagen scheinen: „Was ist jetzt schon wieder los?", während sie auf den Bildschirm eines Computers starren. Es gibt auch das gegenteilige Gefühl, eine Art freudige Ruhe, die eintritt, wenn die Menschen das Gefühl haben, dass sie Zuwendung erfahren, wenn sie Wärme spüren und mit einem Lächeln begrüßt werden, das zu sagen scheint: „Mach dir keine Sorgen, ich kümmere mich um dich."

Im chaotischen römischen Verkehr stelle ich mir die Pflegeteams vor, die zu den Häusern chronisch kranker Patienten fahren. Ein Fluss, der zunehmen wird, denn der Ort der Chronizität ist nicht das Krankenhaus. Ein Freund erzählte mir von einer Krankenschwester in der Notaufnahme, die mitten in der Verwirrung ausrief: „Ihre Mutter sollte nicht hier sein: Ihr Zustand ist chronisch!" Mein Freund fügte hinzu: „Was sollte ich tun?" Seine Mutter hatte hohes Fieber, und der Hausarzt war nicht erreichbar. Die Frau aß nicht, trank nicht und dehydrierte. Wo sonst sollte er hingehen? Aber obwohl die Krankenschwester unhöflich war, hatte sie recht: Die Notaufnahme war nicht der richtige Ort für die alte Dame, für ihre Chronizität. Ihr Platz ist dort, wo viele dieser Autos, die den Verkehr erhöhen, hinfahren: Es sind lokale Gesundheitseinrichtungen, die Hauspflege und Palliativpflege anbieten. Tatsächlich ist der richtige Ort für chronisch kranke Patienten, wann immer möglich, ihr Zuhause. Wo fast jeder gerne wäre, mit Unterstützung funktionierender Dienste. Die Notaufnahme ist dazu da, Notfälle zu behandeln: Polytraumata nach Unfällen, Herzinfarkte, Schlaganfälle, Vergiftungen, Blutungen, alle Spezialisten stehen in kürzester Zeit zur Verfügung. Heute jedoch ist die Notaufnahme überlastet, ihre Aufgabe ist es geworden, Menschen zu sortieren, auch Triage genannt wie beim Militär, die eigentlich nicht die Dienste dieser beeindruckenden Notfallmaschine in Anspruch nehmen sollten. Was sie eigentlich brauchen, ist ein schneller Test, eine rasche Versorgung oder Verschreibung oder jemand, der in der Lage ist, ihnen zuzuhören, wie im Fall von Panikattacken.

Warum landen aber so viele immer in der Notaufnahme und sind oft enttäuscht? Es gibt verschiedene Gründe: In Italien ist die Notaufnahme immer offen, verfügbar und völlig kostenlos. Obwohl die Leute sich darüber beschweren, stundenlang warten zu müssen, sind die vor Ort durchgeführten Tests meistens ziemlich viele. Abgesehen von praktischen Gründen, z. B. die Art und Weise, wie die territoriale Gesundheitsversorgung organisiert ist, die es oft schwierig macht, in kurzer Zeit Ergebnisse zu bekommen, gibt es komplexere Hintergründe, die mit der Geschichte unserer glorreichen Medizin zu tun haben, die in unserer Erinnerung mit Bildern aus Fernsehserien vermischt wird.

Wir sind aufgewachsen mit den Erfolgsmeldungen der heldenhaften Medizin, hörten Geschichten von unaufhaltsamem Fortschritt: von pharmakologischen Durchbrüchen, wie der Erfindung des Penicillins im Jahr 1922 durch Alexander Fleming, bis zur ersten Herztransplantation im Jahr 1967, die Christiaan Barnard, einen südafrikanischen Chirurgen, zu einem Star machte. In dieser Zeit wurde eine der ersten Fernsehserien mit Ärzten als Protagonisten in den Vereinigten Staaten ausgestrahlt: *Dr. Kildare*, die von 1960 bis 1966 lief, insgesamt 190 Episoden. Die Serie *ER* hatte ihre Premiere im Jahr 1994. Sie spielt in der Notaufnahme des County General Hospital in Chicago, das seitdem zu einem Kultort geworden ist.

15 Staffeln wurden kontinuierlich produziert, basierend auf einer Idee von Michael Crichton und co-produziert von Steven Spielberg. Ein weltweiter Erfolg, Ausdruck des Bedürfnisses, Notfälle zu sehen und zu verstehen, sich mit erstaunlichen Manövern vertraut zu machen, die Leben retten. Medizin ist zunehmend zum Synonym für Heldentum geworden und wird als eine Reihe von erstaunlichen Eingriffen verstanden. Im Jahr 2004 erschien erstmals die Serie *Dr. House*, die ihren Namen von dem reizbaren, aber verletzlichen Dr. House hat. Er ist Internist, kein Chirurg, er ist selbst krank, leidet unter chronischen Schmerzen und ist abhängig von Schmerzmitteln: ein brillanter Geist, ein echter Despot mit Praktikanten, er hat überhaupt keine Empathie, ist aber in der Lage, erstaunliche Diagnosen zu stellen und beeindruckende therapeutische Ergebnisse zu erzielen, anscheinend wegen seiner Distanziertheit. Im Jahr 2005 begann *Grey's Anatomy* und läuft noch heute. Die Geschichte basiert auf dem beruflichen und sentimentalen Leben der Chirurgin Meredith Grey, in einem imaginären Krankenhaus in Seattle: eine der erfolgreichsten Serien von Shonda Rhimes. Medizin wird zunehmend als heroisches Unternehmen dargestellt. Überraschenderweise hat diese Darstellung der Medizin uns, die Zuschauer, geprägt. Die Journalistin Claudia Riconda kommentierte ironisch über *Grey's Anatomy*, dass es unser Leben verändert hat. Jetzt wissen wir, was das Abklemmen der Aorta bedeutet, und wir sind perfekt in der Lage, eine Tracheotomie mit unserem Stift an einem Mann durchzuführen, der auf der Straße von einem LKW überfahren wurde und eine Enge der oberen Luftwege hat [10]. Wir haben auch europäische Serien: in Italien z. B. wird seit 1998 *Un medico in famiglia* (Ein Arzt in der Familie) ausgestrahlt, während Deutschland *Die Schwarzwaldklinik* hatte. Seit 1998 wird in Deutschland die Serie *In aller Freundschaft* ausgestrahlt, seit Langem die beliebteste Medizinserie, in der auch Krankenschwestern und -Pfleger eine wichtige Rolle spielen, was in der nachfolgenden Serie *Die jungen Ärzte* nicht der Fall ist. Dort geht es hauptsächlich um junge Kollegen in der Facharztausbildung, wie in der amerikanischen Serie *The Resident*. Ale diese Serien sind oft gut recherchiert, doch es bleibt das Bild des Arztes oder wie in *In aller Freundschaft* auch der Chefärztin, die immer Lösungen finden, fast immer kurzfristig. Vom langen Weg der chronischen Erkrankung wird selten berichtet, die Chirurgie ist verständlicherweise spektakulärer.

Auch die amerikanische Serie *911* (die Notrufnummer der Vereinigten Staaten), die seit Januar 2018 in Italien ausgestrahlt wird, betont, was Ärzte, Krankenschwestern, Feuerwehrleute tun. „Neun, eins, eins – was ist ihr Notfall?" ist die Frage des Operators zu Beginn jeder Episode. Die Fachleute, die eingreifen und ihr Bestes tun, um Probleme zu lösen, sind schnell und effizient. Es ist eine Metapher dafür, wie die Medizin gesehen wird. Trotz ihrer Unterschiede haben diese TV-Serien eine wichtige Rolle dabei gespielt, wie wir uns den Umgang mit denen, die uns heilen und helfen sollen, vorstellen. Sie haben uns geprägt und rufen Erwartungen hervor dank heldenhafter und intelligenter Aktionen von kreativen Chirurgen, attraktiven Kinderärzten (George Clooney, Abb. 1.2) oder brillanten Ärzten, wie Dr. House, unausstehlich, doch wild entschlossen, uns zu retten.

Doch diese Bilder sind wichtig. Sie stellen einen Beruf dar, der manchmal als bürokratische Routine oder als Pflicht, eine Reihe von Aufgaben so schnell wie

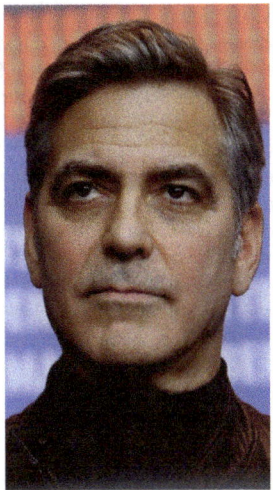

Abb. 1.2 Die Erzählungen von Fernsehserien haben unsere Vorstellung von Medizin geprägt. Sehr oft sind diese Serien Märchen, sie nähren unsere Wünsche: Wer besser als George Clooney in der Rolle eines Kinderarztes kann mein Kind vor einer schrecklichen Krankheit retten? Bei einer unsicheren Diagnose: Wer besser als Dr. House kann endlich herausfinden, woran ich leide? Und wenn ich mich einer Operation unterziehen muss, werde ich mich sicher in den Händen von jemandem wie Meredith Grey fühlen. (Credit: Denis Makarenko, 382722001 shutterstock.com)

möglich zu erledigen, verstanden wird. Wenn nicht, kann es zu Auseinandersetzungen kommen, da die enttäuscht sind. Diese Einstellung spiegelt sich auch in den verbalen und manchmal handgreiflichen Aktionen wider, die in den Notaufnahmen und Intensivstationen stattfinden, wenn die Ergebnisse nicht den Erwartungen entsprechen.

Tatsächlich haben die filmischen Erzählungen – wie Fernsehserien – unsere Wahrnehmung von Chronizität als gesundheitliches und soziales Problem verändert, zugunsten der Behandlung von akuten Pathologien. Für das Verständnis chronischer Probleme wäre eine Sendung wünschenswert, die in einem Altersheim oder in einer Palliativeinrichtung spielt. Eine Serie könnte sich der Demenz und Vereinsamung annehmen oder dem Lebensende. Auch dort könnte man alle notwendigen Zutaten hinzufügen, um die Geschichte interessant zu machen: Liebesaffären, Klatsch, Täuschungen und Notfälle. Fernsehserien der akuten heroischen Medizin fördern den blinden Glauben an Notfalleingriffe und rasche Lösungen und die Enttäuschung, die durch die Entdeckung der Chronizität verursacht wird. Ein Paradigmenwechsel, oder das Zusammenleben von akut und chronisch wäre auch auf dem Bildschirm wünschenswert.

Literatur

1. Dr. Knock oder der Triumph der Medizin, Jules Romain, Reclam. 1997.

2. Moynihan R. Heath, I., Henry, D. Selling sickness: the pharmaceutical industry and disease mongering. Commentary. Medicalisation of risk factors. BMJ. 2002;324:886.
3. Davies P. A new theory of cancer. The Monthly. Nov 2018, PDF online
4. Ministero della Sanità. Piano nazionale della cronicità. http://www.salute.gov.it/imgs/C_17_pubblicazioni_2584_allegato.pdf. Zugegriffen am 22.12.2016.
5. Wagner EH, Austin BT, Davis C, Hindmarsh M, Schaefer J, Bonomi A. Improving chronic illness care: translating evidence into action. Health Aff (Millwood). 2001;20(6):64–78.
6. Wijlaars LPM, Gilbert R, Hardelid P. Chronic conditions in children and young people: learning from administrative data. Arch Dis Child. 2016;101(10):881–5.
7. Costantini M. Sfide e opportunità delle cure palliative moderne. Bologna: Asmepa ed.; 2017.
8. Roth P. Everyman. Boston: Houghton Mifflin; 2006.
9. Sacks O. A leg to stand on. New York: Summit Books; 1984.
10. Riconda C. Grey's Anatomy. Warum Grey's Anatomy unser Leben verändert hat. Mailand: Feltrinelli; 2015.

Chronisch und/oder akut: eins und doppelt, wie das Blatt des Gingko Biloba?? 2

„Was bedeutet chronisch?", fragt der Patient mit einem entmutigten und manchmal aggressiven Ton. „Dass es mir niemals besser gehen wird und dass es nur palliative und keine kurativen Behandlungen für meine Krankheit gibt?" Wenn diese Reaktion in einem pädiatrischen Kontext auftritt, ist sie umso entmutigender. Asthma bronchiale z. B., eine der häufigsten chronischen Erkrankungen bei Kindern, zwingt Eltern, sich mit einer beängstigenden Situation auseinanderzusetzen. „Mein Sohn ist chronisch krank, ist das möglich?" Also wechseln sie den Arzt: Sie sind eher bereit, denen zu glauben, die nur von Bronchitis sprechen. Die Reaktionen sind unterschiedlich: Es gibt diejenigen, die sich weigern zu glauben, was ihnen mitgeteilt wurde, und so tun, als ob das Problem nicht existiert; es gibt diejenigen, die aufhören, einem Arzt zu vertrauen und einen anderen suchen; diejenigen, die rebellieren und diejenigen, die sich ergeben, geduldig und passiv tun, was ihnen gesagt wird, ohne Widerstand zu leisten, und die, die aktiv zusammen mit dem Arzt nach der besten Lösung suchen, ihre Internetrecherchen mit ihm besprechen und so zu dem werden, was die Amerikaner „empowered" nennen.

Die Unterscheidung zwischen chronisch und akut ist künstlich und oberflächlich: Sie berücksichtigt viele Situationen nicht. Die Dichotomie als Modell kann jedoch nützlich sein, wenn wir die Grautöne im Auge behalten. Wir können mit einer Tatsache beginnen: Die Chronizität oder der Zustand der Krankheit, der eine Person für den Rest seines oder ihres Lebens begleitet, oder für einen großen Teil davon, nimmt zu. Die beiden Hauptursachen sind eine alternde Bevölkerung und das fortgeschreitende Wissen im Bereich der Medizin. Mehr Diagnosen, rüher gestellt. heisst, dass immer mehr Menschen an einer Vielzahl von Krankheiten leiden.

Die Ära der Patienten, die sich in Schlafanzügen in den Cafeterias der Krankenhäuser aufhalten, ist vorbei. Heute nehmen Krankenhäuser Menschen für die kürzestmögliche Zeit auf, hauptsächlich aus Kostengründen. Krankenhäuser sind zu dem Ort geworden, an dem nur die Operationen durchgeführt werden, die nicht im Tagesklinik-Regime durchgeführt werden können, und an dem größere Notfälle behandelt werden. Heute gehen Patienten oft mit einer Drainage nach Hause, die

D. Rinnenburger, *Chronische Erkrankungen*,
https://doi.org/10.1007/978-3-031-68960-4_2

später entfernt wird. In der Vergangenheit, im Falle einer Chemotherapie, warteten Ärzte auf das Nadir, den niedrigsten Stand der weißen Blutkörperchen; wenn die Werte wieder anfingen zu steigen, kehrten die Patienten nach Hause zurück, normalerweise nach 10 Tagen, nur um nach einem Monat wieder ins Krankenhaus eingeliefert zu werden und das Verfahren zu wiederholen. Heute wird die Behandlung in einem Sessel in einem ambulanten Zentrum durchgeführt, und die Patienten gehen am selben Tag nach Hause. Alle Nebenwirkungen, sicherlich viel weniger schwerwiegend als vor 30 Jahren, müssen zu Hause bewältigt werden: eine Situation, die nicht immer einfach für diejenigen ist, die keine Familie haben, die sie zu Hause unterstützt oder bereit und in der Lage ist, dies zu tun.

Wenn wir uns die Zahlen ansehen, verstehen wir, wie sehr sich die Dinge geändert haben – nicht überraschend. In der heroischen Vergangenheit führten Infektionen, die heute trivial erscheinen, zum sicheren Tod; die immer komplexere Chirurgie von heute war einst undenkbar; heute ist sie auch viel weniger invasiv. Allerdings gibt es neben diesem Fortschritt viele Eingriffe oder Heilungsfälle, die nur teilweise erfolgreich sind. Die Chronizität hat die Intensivstation betreten, wo wir Situationen vorfinden, die vor 70 Jahren undenkbar waren: Patienten, die kontinuierlich beatmet werden, die tracheotomiert sind, Tetraplegiker mit ständigen septischen Zuständen, die durch zeitnahe Eingriffe behandelt werden, die durch kontinuierliche Überwachung ermöglicht werden. Irgendwann müssen diese Patienten die Intensivstation verlassen und sich der Außenwelt stellen, einer „normalen" Station und der Rehabilitation: Die Elektroden und der Oximeter werden entfernt. Dieser Moment ist oft von Angst und Unsicherheit begleitet und dem Gefühl, dass „nichts mehr so sein wird wie früher".

Im Englischen unterscheidet man zwischen „communicable", also übertragbaren, ansteckenden und nicht übertragbaren „noncommunicable diseases". Auch dies ist eine methodologisch notwendige und doch manchmal nicht einfache Entscheidung. Infektionen mit dem HIV-Virus haben uns gelehrt, dass es ansteckend ist, aber mit den entsprechenden antiviralen Medikamenten kann die Infektion chronifiziert werden und die betroffene Personkann die Erkrankung dann nicht mehr weitergeben. Das zervikale Papillomavirus, ansteckend kann zu Gebärmutterhalskrebs führen, einer sicher nicht mehr ansteckenden Erkrankung. Und bei Covid-Erkrankungen kann es zu langen Verläufen, Long Covid kommen, die chronisch und nicht mehr infektiös sind. Die Diskussion war auch in Deutschland heftig, denn dort soll sich das Robert-Koch-Institut künftig nur noch um Infektionskrankheiten kümmern, während das BIPAM, Bundesinstitut für Prävention und Aufklärung in der Medizin, sich um die Volksgesundheit kümmern soll, denn so stellte Bundesgesundheitsminister Karl Lauterbach fest: Deutschland gibt viel aus für Gesundheit, doch sind die Deutschen kränker als andere Bewohner ihrer Nachbarländer, ihre Lebenserwartung ist so niedrig wie in keinem anderen Land Westeuropas.

Auf globaler Ebene sagen uns die Daten, die das Fact Sheet von 2023 der Weltgesundheitsorganisation (WHO) [1] liefert, Folgendes über die chronischen Erkrankungen, die nicht übertragbaren im engen Sinn:

- Noncommunicable diseases (NCDs) = chronische, nicht übertragbare Erkrankungen sind für den Tod von 41 Mio. Personen jedes Jahr verantwortlich, das entspricht 74 % aller globalen Todesfälle.
- Jedes Jahr sterben 17 Mio. an einer chronischen Erkrankung, bevor sie das 70. Lebensjahr erreicht haben, 86 % dieser frühzeitigen Todesfälle finden in Ländern mit niedrigem und mittlerem Einkommen statt.
- Herz-Kreislauf-Erkrankungen kommen am häufigsten vor (17,9 Mio.), gefolgt von Tumorerkrankungen (9,3 Mio.), chronischen Atemwegserkrankungen (4,1 Mio.) und Diabetes (2,0 Mio., einschließlich der durch Diabetes verursachten Niereninsuffizienz).
- Diese 4 Krankheitsgruppen sind für mehr als 80 % der frühzeitigen Tode durch chronische Erkrankungen verantwortlich.
- Rauchen, übermäßiger Alkoholkonsum, Bewegungsmangel, ungesunde Ernährung und Luftverschmutzung erhöhen das Risiko, an chronischen Erkrankungen zu sterben.
- Diagnose, Screening und Behandlung chronischer Erkrankungen sowie auch palliative Medizin sind Kernpunkte der Antwort auf den Umgang mit chronischen Erkrankungen.

Die Eurostat-Daten von 2015 bestätigen, was die WHO [2] beschreibt. Dies sind die Fakten, von denen wir ausgehen müssen. Die WHO hat auch einen Globalen Aktionsplan [] zur Prävention und Kontrolle von chronischen Krankheiten für den Zeitraum 2013–2020 vorgeschlagen, mit der Vision einer Welt frei von der vermeidbaren Belastung durch chronische Krankheiten.

Die Ziele des Globalen Aktionsplans zur Prävention und Kontrolle von nicht übertragbaren Krankheiten 2013–2020 der Weltgesundheitsorganisation (WHO). Dieser Plan wurde sogar erweitert [2] mit einem im Jahr 2021 erschienenen Bericht der WHO für eine Road Map von 2023–2030 (in Klammern die neuen Ziele)
Freiwillige Ziele weltweit

- Eine relative Reduktion der vorzeitigen Sterblichkeit durch Herz-Kreislauf-Erkrankungen, Krebs, Diabetes oder chronische Atemwegserkrankungen um 25 % (30 %)
- Mindestens 10 % relative Reduktion des schädlichen Alkoholkonsums, je nach nationalen Gegebenheiten (20 %)
- Eine relative Reduktion der Prävalenz von unzureichender körperlicher Aktivität um 10 % (15 %)
- Eine relative Reduktion der durchschnittlichen Salz-/Natriumaufnahme der Bevölkerung um 30 %
- Eine relative Reduktion des aktuellen Tabakkonsums bei Personen ab 15 Jahren um 30 % (40 %)

- Eine relative Reduktion der Prävalenz von erhöhtem Blutdruck um 25 % oder Eindämmung der Prävalenz von erhöhtem Blutdruck, je nach nationalen Gegebenheiten (33 %)
- Stopp des Anstiegs von Diabetes und Fettleibigkeit
- Mindestens 50 % der berechtigten Personen erhalten eine medikamentöse Therapie und Beratung (einschließlich glykämischer Kontrolle) zur Verhinderung von Herzinfarkten und Schlaganfällen
- Eine Verfügbarkeit von 80 % der erschwinglichen Basistechnologien und wesentlichen Medikamente, einschließlich Generika, zur Behandlung von nicht übertragbaren Krankheiten in öffentlichen und privaten Einrichtungen

Das ist der Plan – ein Traum? Es wird wohl nie möglich sein, vollständig von chronischen Krankheiten befreit zu werden, aber wir können zumindest versuchen, die Last der Chronizität zu erleichtern. Laut WHO sind die chronischen Krankheiten, die eingedämmt werden müssen, nicht übertragbare, nicht ansteckende Krankheiten, doch manchmal ist die Unterscheidung nicht so einfach. Heute haben wir wieder chronische multiresistente Tuberkulose, chronisch und doch ansteckend.

Eine breitere Definition chronischer Krankheit wird uns besser verstehen lassen, warum sie sowohl für diejenigen, die darunter leiden, als auch für diejenigen, die sie behandeln, so komplex sind.

Die treffendste Definition von Chronizität betont nicht nur den Unterschied zwischen chronischen und ansteckenden Krankheiten, sondern zieht auch eine klare Grenze zwischen Chronizität und Notfallmedizin, dem medizinischen Bereich, der sich mit akuten Problemen befasst, die im Allgemeinen als Probleme verstanden werden, die endgültig gelöst werden können. Wie der Medizinhistoriker Franco Voltaggio bemerkte, ist die Arbeit mit Chronizität oft eine Sisyphusarbeit für Mediziner [3].Chronizität ist der langwierige Verlauf einer Krankheit oder eines Zustandes, der heute die meisten Menschen ab einem bestimmten Alter begleitet. Der Weg ist oft lang, schwierig, schmerzhaft, manchmal auch langweilig, für Patienten und Ärzte gleichermaßen. Auch Gesundheitsfachleute, die ein bestimmtes Alter erreicht haben und nicht mehr von der Begeisterung angetrieben werden, die sie zu Beginn ihrer Karriere motivierte, haben oft selbst ein „chronisches" Problem, was die ohnehin komplexe Beziehung zu den Patienten nicht erleichtert.

In diesem Kontext gibt es heute eine wachsende Nachfrage nach dauerhafter Gesundheit und Wohlbefinden, die im Neologismus „Wellness" zusammengefasst werden kann. In der Welt der Wellness wird fast obsessiv auf das geachtet, was wir essen. Übermäßige Ernährung wechselt sich ab mit speziellen Diäten, die auf den antioxidativen und „anti alles" Eigenschaften von Superfoods basieren, die uns angeblich vor dem Altern bewahren sollen; machen wir alles richtig, gibt es keine Probleme mehr, ganz zu schweigen von chronischen Erkrankungen. Wir essen Ingwer, Kurkuma und Quinoa; einige Menschen ernähren sich auch im Winter von Heidelbeeren; wir geben ein Vermögen für Nahrungsergänzungsmittel aus, obwohl Daten, die zeigen, dass Tomaten in Pillenform tatsächlich wirken, schwer zu finden sind.

Die Werbung für Produkte und Diäten, die verwendeten Farben und die gemachten Versprechen, ähneln Reisebroschüren: keine Probleme, Glück, eine Form des Wunschdenkens, dem wir in einigen Lebensphasen folgen.

Darüber hinaus treten Pathologien oft unter den Gesunden auf, wenn riskante Behandlungen wie kosmetische Chirurgie und pharmakologische Behandlungen auf der Basis von Vitaminen, Phytotherapie, Wachstumshormonen und anderen Produkten, die Nebenwirkungen haben können, verabreicht werden. Es gibt keine wissenschaftlichen Beweise dafür, dass diese Produkte wirksam oder sicher sind. Die Nachfrage nach dieser Art von Leistung wird nicht so sehr von der Angst vor Krankheit angetrieben, sondern von der Angst vor dem Altern, dem Wunsch, ein von uns auferlegtes Bild von uns selbst aufrechtzuerhalten, das vom Markt vorgegeben wird, ein Bild der Jugend. Gesundheitsfachleute, die in diesem Sektor arbeiten, nennen sich gerne „Vitalitätsärzte". Jede Anstrengung wird unternommen, um diese Vitalität zu steigern, das Einsetzen von Chronizität so weit wie möglich zu leugnen und zu verzögern.

Dieses Phänomen sollte nicht mit den Forderungen einer großen Anzahl von Menschen mit mehr oder weniger behindernden chronischen Krankheiten verwechselt werden, die Gesundheitsdienstleistungen benötigen – Untersuchungen, manchmal Operationen und Rehabilitation –, die vielleicht nicht in der Lage sind, die Gesundheit vollständig wiederherzustellen, die jedoch Symptome lindern, die Selbstständigkeit erhöhen und das Leben verlängern können. Projekte dieser Art erfordern die aktive Zusammenarbeit der Patienten, oder besser gesagt die Compliance, die das Engagement, gemeinsam mit dem Arzt die richtige Behandlung zu befolgen, impliziert. Die Compliance, oder anders gesagt Therapieadhärenz, ist hoch bei akuten Krankheiten und sehr niedrig bei chronischen Krankheiten. Es wird angenommen, dass nicht einmal 50 % der Patienten eine Langzeitbehandlung befolgen. Jeder Versuch, diese Situation zu beheben, erfordert ein tieferes Verständnis von Chronizität. Viele Gesundheitsfachleute beklagen sich über die mangelnde Compliance ihrer Patienten, darüber, dass das Verhalten der Patienten nicht so ist, wie es sein sollte, in Bezug auf Medikamente, Lebensstil und Anweisungen des Arztes. Ärzte berichten, dass Patienten trotz klarer und verständlicher Anweisungen behaupten, sie könnten diesen nicht folgen.

Menschen mit Diabetes haben z. B. oft Schwierigkeiten, medizinischen Ratschlägen zu folgen, wegen körperlicher Probleme wie schwerer Arthrose, die die Bewegung einschränkt, oder weil Essen eine sehr wichtige Rolle im Leben des Patienten spielt und ihm Bedeutung verleiht. Dies ist tatsächlich der Fall bei Marisa:

> Marisa war 79 Jahre alt und besuchte die Tagesklinik wegen Ateminsuffizienz. Sie war eine Römerin aus früheren Zeiten, 175 cm groß und wog mehr als 120 Kilo. Seit mehreren Jahren litt sie an Diabetes, der anfangs mit Metformin-Tabletten behandelt wurde, doch seit ihrer letzten Krankenhauseinweisung musste sie mit subkutanen Insulinspritzen beginnen. Sie war eine starke Raucherin; das Rauchen verursachte eine chronische obstruktive Bronchitis, die

wiederum Atemnot verursacht. Anfangs wurde ihr nur eine Langzeitsauerstofftherapie verabreicht, aber mit der Gewichtszunahme begann sie auch, unter Schlafapnoe zu leiden, sie klagte über schmerzhafte Kopfschmerzen am Morgen und Tagesschläfrigkeit. Untersuchungen zeigten Hypoxie (Sauerstoffmangel im Blut), aber auch eine Erhöhung des Kohlendioxids. Aus diesem Grund musste sie eine nächtliche nicht invasive Beatmung beginnen. Sie litt auch an arterieller Hypertonie, die zu einer hypertensiven Herzkrankheit führte. Ihr Herzleiden dekompensierte manchmal und verursachte erhebliche Ödeme und erhöhte Dyspnoe. Ihr Gewicht hatte ihren Gelenken, vor allem Hüften und Knien, geschadet, aber sie konnte nicht operiert werden, weil sie als Hochrisikopatientin galt. Sie wurde mehrmals ins Krankenhaus eingeliefert wegen akuter Exazerbationen der chronischen Lungenerkrankung und kardialen Dekompensationen, oft begleitet von einer depressiven Grundstimmung, sie hörte oft auf, das Beatmungsgerät zu benutzen und vernachlässigte sich selbst. Marisa lebte alleine, ihre drei Kinder kamen gelegentlich zu großen Familienessen zu Besuch. Am Tag unseres Interviews kehrte sie nach einer konsiliarischen diabetologischen Untersuchung ins Tageskrankenhaus zurück. „Der Arzt hat mich ausgeschimpft", sagte sie, als sie sich die Gehhilfe beiseitelegend in einen Stuhl fallen ließ. Sie sagte: „Ich bin fett, ich habe mehr Gewicht zugenommen. Er sagt, dass ich mich an meine Diät halten muss, dass ich keine süßen Sachen mehr essen darf, dass ich laufen muss." „Was haben Sie ihm geantwortet?", fragte ich. „Ich habe nichts gesagt: Er kennt mich nicht, er kann mich nicht verstehen. Sie wissen, ich habe alles getan, was Sie mir gesagt haben: Ich habe aufgehört zu rauchen, ich habe die Sauerstofftherapie begonnen, ich habe sogar zugestimmt, nachts die Maske zu benutzen [*sie meint die Maske für die nicht invasive Beatmung*]; aber jetzt habe ich genug. Ich werde niemals auf Essen verzichten, ich werde nicht aufhören, Maritozzi mit Sahne zu essen, die Amatriciana-Pasta und das gebratene Lamm mit frittierten Artischocken, das ich für die ganze Familie zubereite. Das werde ich nicht tun, nein. Wenigstens bin ich ehrlich." Wir begannen zu verhandeln, um den Schaden zu begrenzen. Ich schlug vor, nur einen halben Maritozzo zu essen, und das nur am Sonntag, ich sagte, sie sollte regelmäßig Insulin nehmen und niemals die nächtliche Beatmung unterbrechen. Sie kehrte ins Krankenhaus zurück für ein paar weitere Untersuchungen. Später erfuhr ich, dass sie eines Morgens tot in ihrem Bett gefunden wurde. Marisa war eine übergewichtige Patientin, sie war komplex und nur oberflächlich einfach: zu viel Essen und zu viel Rauchen, die die Ursachen für all ihre chronischen Probleme waren.

Therapieadhärenz ist schwer zu erreichen, wenn ein Patient an so vielen verschiedenen gleichzeitigen Krankheiten leidet, wie es heute immer häufiger der Fall ist, und wenn die Behandlung bedeutet, die Gewohnheiten eines ganzen Lebens zu ändern. In diesem Fall sind Geduld und die Bereitschaft zur Verhandlung erforderlich. Ein Dialog beginnt, der auch aus Kompromissen besteht, wenn eine Person in der Lage ist, sich mit der Chronizität abzufinden, und erkennt, dass durch eine Veränderung das Leben besser wird, dass die Anstrengung lohnenswert ist. Vielleicht sollten wir mit den betroffenen Personen mehr über Gefühle und Werte sprechen, statt zu ausführlich über wissenschaftlich Fundiertes. Für Marisa war Essen und Rauchen ein Trost in ihrem sonst nicht einfachen Leben; die Familie mit authentisch römischem guten Essen zu versorgen, eine absolute Priorität, die ihrem Leben Sinn gab. Darauf zu verzichten, war sie nicht bereit.

Ein völlig anderes Szenario ist das einer fortschreitenden und behindernden Krankheit wie der amyotrophen Lateralsklerose (ALS), die zur Lähmung aller Muskeln einschließlich des Zwerchfells führt und somit zur Ateminsuffizienz. Bis vor 10, 20 Jahren war es in Italien nicht üblich, offen über die Prognose einer Krankheit zu sprechen: Es wurde als unnötig grausam angesehen, insbesondere wenn die Krankheit nicht behandelt werden konnte. Die von ALS betroffene Person wurde beruhigt und es wurde gesagt, Besserung sei eine Frage der Zeit oder dass die Krankheit bald aufhören würde, sich zu verschlechtern. Offensichtlich war das nicht wahr. Aber es war wie ein Abkommen zwischen den behandelnden Ärzten und der Familie und manchmal auch den betroffenen Personen selbst, die keine weiteren Fragen stellten. Patienten kamen in die Notaufnahme, die nichts über ihre Diagnose und was sie bedeutete, wussten. Sie kamen mit schweren Atemproblemen und im Notfall, wenn es nicht möglich war, ihre Zustimmung einzuholen, wurden sie intubiert, auf die Intensivstation gebracht und dann tracheotomiert. Manchmal kam es auch zu dramatischen Situationen: Der Patient wurde intubiert und sediert und man ließ ihn dann aufwachen, um seine Meinung einzuholen, eine schwierige Situation für alle Beteiligten. Chronische Patienten, unwissend über den Verlauf der Erkrankung, waren nicht in die Lage versetzt worden, Entscheidungen über ihre Zukunft zu treffen: Alles, was sie tun konnten, war, die Entscheidungen anderer zu ertragen, oder zu sterben, wenn sie nicht rechtzeitig in die Notaufnahme kamen. So kann eine chronische, scheinbar schleichende Erkrankung zu einem akuten lebensbedrohlichen Problem werden, das sowohl Angehörige als auch die Ärzte der Notaufnahme dazu zwingt, schwierige und schmerzhafte Entscheidungen zu treffen.

Wir möchten glauben, dass Situationen dieser Art der Vergangenheit angehören: Heute sind Menschen mit dieser Krankheit informiert und Entscheidungen werden, wenn alles gut geht, schrittweise gemeinsam mit dem Team getroffen, das sich um die Person und die Familie kümmert. An diesem Punkt stehen wir wieder vor der künstlichen Dichotomie zwischen chronisch und akut. Wenn ein Gesundheitsproblem als akut angesehen wird, also als potenziell vorübergehend, dann geht es nicht darum, eine Therapie zu akzeptieren, die Jahre oder den Rest des Lebens dauern kann. Aus diesem Grund werden die unternommenen Versuche darauf abzielen, die Behandlung zu reduzieren oder sogar zu eliminieren. Aber indem man dies tut, besteht das Risiko einer neuen akuten Situation, die hätte vermieden werden können. Akute Ereignisse treten im Bereich der Chronizität auf: im Falle von Patienten, die an Asthma leiden und nicht mehr zu Hause behandelt werden können; bei Diabetikern, die aufgrund von Hypo- oder Hyperglykämie im Koma liegen; bei chronischer Ateminsuffizienz bei Patienten, die benommen und verwirrt sind, weil sie sich in einem Zustand der Hyperkapnie befinden; bei Lungenentzündung bei neurologischen Patienten, die Schluckprobleme haben; bei einem kardiorespiratorischen Problem bei einer Person, die an einer Kardiopathie leidet und die erforderlichen Medikamente nicht einnimmt oder Elektrolytentgleisungen bei chronisch Niereninsuffizienten. Dies ist nur eine kleine Liste von akuten Problemen, die bei chronischen Zuständen auftreten können. Die Krankenhausaufnahme löst den akuten Zustand, aber die chronische Situation, die komplex ist, muss immer noch zu Hause bewältigt werden.

Ein Vergleich dieser beiden Paradigmen, chronisch und akut, kann nützlich sein, um Erwartungen und Enttäuschungen zu verstehen: sowohl seitens der Ärzte und Krankenschwestern, die effektivere Behandlungen mit lang andauernden Resultaten leisten wollen, als auch seitens der Patienten, die hoffen, alles sofort lösen zu können, was in chronischen Zusammenhängen nur selten möglich ist. Diese Szenarien bieten viele Variationen. Sie spiegeln den Alltag derjenigen wider, die in die Welt der Chronizität eingetreten sind und dort auch akute Ereignisse bekämpfen müssen.

Literatur

1. https://www.who.int/news-room/fact-sheets/detail/noncommunicable-diseases. Zugegriffen am 16.09.2023.
2. https://cdn.who.int/media/docs/default-source/documents/health-topics/non-communicable-diseases/eb150%2D%2D-who-discussion-paper-on-ncd-roadmap-development-(20-aug-2021)%2D%2D-for-web.pdf?sfvrsn=58b8c366_17&download=true, 20.8.2021
3. Voltaggio F. Alla ricerca della verità. Janus. 2001;1:120–2.

Die Last der Chronizität

3

„Frau Doktor, ich habe eine Wohnung in der Nähe des Krankenhauses gefunden. Es ist in einem eher teuren Viertel von Rom, aber ich kann leicht mehrmals pro Woche mit meinem Asthma in die Notaufnahme kommen. Dort legen sie mich an einen Tropf und geben mir ein Aerosol, und ich bin für eine Weile in Ordnung." Das war, als bereits eine entzündungshemmende Therapie zur Bekämpfung von asthmatischen Zuständen mit Dosieraerosol verfügbar war. Aber für diese Patientin bot die Nähe zum Krankenhaus ein Gefühl der Sicherheit innerhalb eines Zustands der Chronizität. Chronizität konnte für sie in eine Reihe von akuten Ereignissen aufgeteilt werden.

Allerdings ist das Szenario chronischer Krankheiten meist ein ganz anderes. Chronisch kranke Patienten und schließlich Ärzte, die chronische Krankheiten behandeln, benehmen sich anders und handeln anders. Die Grundeinstellung der Patienten ist anders: Manchmal holen sie viele Ratschläge von verschiedenen Ärzten ein. Oft haben sie sich im Internet informiert, fragen immer wieder nach, bis sie sich auf eine Therapie einlassen. Auch die Grundhaltung der Ärzte ist anders. Um eine konkrete Vorstellung von einer solchen allgemeinen Aussage zu geben, betrachten wir eine gängige Situation in der täglichen medizinischen Praxis.

> Giovanni ist ein 40-jähriger Mann, er geht zum Arzt in der Hoffnung, seinen Husten zu heilen, der sich mit Keuchen und Atemnot zeigt. Er erzählt dem Arzt, dass er allergisch gegen Hausstaubmilben und Katzen ist und dass er als Kind an Asthma litt. Jetzt, nachdem er die Grippe bekommen hat, geht der Husten nicht weg, und das Keuchen und Pfeifen lässt ihn atemlos. Er hat einen Bronchodilatator ausprobiert, an den er sich noch aus seiner Kindheit erinnert. Der Arzt untersucht ihn, führt eine Spirometrie durch, die eine bronchiale Obstruktion zeigt, dann führt er den Bronchodilatationstest durch,

D. Rinnenburger, *Chronische Erkrankungen*, https://doi.org/10.1007/978-3-031-68960-4_3

indem er ein Dosieraerosol verabreicht – nach 10 min ist der Lungenfunktions-
test normal. Damit bestätigt er die Diagnose Asthma. Er sagt Giovanni, dass
er an bronchialem Asthma leidet; das Asthma, das zurückgekehrt ist, verursacht den Husten, der ihn nachts aufweckt, und das Keuchen. Bronchiales
Asthma ist eine chronische entzündliche Erkrankung der Bronchien und Lungen und muss als solche für den Rest seines Lebens behandelt werden. Der
Patient schaut den Arzt ungläubig an, während er das Rezept schreibt, es aus-
druckt und es ihm gibt. Giovanni liest das Rezept und ruft aus: „Doktor, Sie
haben vergessen zu schreiben, wie lange ich das Medikament einnehmen
muss." Der Arzt, schon etwas ungeduldig, sagt ihm erneut, dass es sich um ein
chronisches Problem handelt. Wenn der Arzt sehr direkt ist, wird er klar-
stellen, dass chronisch bedeutet, dass es nicht weggeht und dass der Patient
damit leben muss. Er wird mit einer strengen Stimme sprechen oder vielleicht
mit einem Hauch von Mitgefühl. An diesem Punkt wird der Patient anfangen,
sich ernsthaft Sorgen zu machen. Die Bemerkung, die normalerweise folgt,
ist: „Sie meinen nicht, ich muss dieses Zeug für immer nehmen? Es ist nicht
gesund, so viel Medizin zu nehmen!" Idealerweise sollte an diesem Punkt
eine Verhandlung stattfinden, die zu einem Rezept führt, das auch für den Patienten akzeptabel ist. Allerdings beenden Ärzte die Untersuchung oft mit
Kommentaren wie: „Machen Sie, was Sie wollen, ich habe Ihnen meine Meinung gesagt." An diesem Punkt erwidert der Patient nichts mehr er oder sie
nimmt das Rezept und sucht dann, unzufrieden und nicht überzeugt, die Meinung eines anderen Spezialisten, klopft an die Türen von führenden Experten,
liest mehr oder weniger zuverlässige Websites online oder entscheidet sich,
den Weg der alternativen Medizin zu gehen. Die Geschichte von Matteo,
einem 9-jährigen Jungen, der seit früher Kindheit an Asthma leidet, ist eine
typische Geschichte, die veranschaulicht, wie die therapeutische Beziehung
sich negativ entwickeln kann. Der Junge wurde als Notfall in meine Arztpraxis gebrachtseine Mutter hatte um einen Termin außerhalb der Sprech-
zeiten gebeten. Sie kam mit ihrem Sohn zwei Stunden zu spät, bestand darauf,
in einem fast bedrohlichen Ton, dass er sofort untersucht werden muss, weil
seine Atmung so schlecht war. Der junge Patient, der häufig in die Notaufnahme eingeliefert wurde, litt unter einer schweren asthmatischen und aller-
gischen Erkrankung. Trotzdem hatte seine Mutter immer – irgendwann –
seine Behandlung unterbrochen. Dies erklärte den Notfall: In der vorherigen
Nacht war die Atmung des Kindes so schlecht gewesen, dass die Mutter alar-
miert war. Der allergische Zustand des Kindes und seine häufigen Rückfälle
waren die Folge von Unterbrechungen in seiner Therapie. Tests der Atemfunktion zeigten einen schweren obstruktiven Defekt, der mit einem Bronchodilatator reversibel war. Ich fragte die Mutter: „Warum halten Sie sich nicht
an eine regelmäßige Therapie?" Sie antwortete: „Das ist nicht notwendig,
weil er nach der Behandlung wieder gesund sein wird." Ich versuchte zu erklären, dass Asthma eine chronische Krankheit ist und genau die Symptome

hat, unter denen ihr Sohn litt. Die Mutter sah mich mitleidig an, als wollte sie sagen: „Sie haben keine Ahnung, Sie sind uns nur jetzt nützlich ..." Sie verließ die Praxis, nachdem ich ihr einen Folgetermin empfohlen hatte mit dem Wunsch mit ihr in Kontakt zu bleiben, und dem dringenden Rat, die Therapie fortzusetzen. Aber sie tauchte nie wieder auf. Die Praxissekretärin war neugierig, suchte die Mutter auf Facebook und fand heraus, dass der kleine Matteo am nächsten Tag zum Reiten ging: ein junger, schwer asthmatischer, allergischer Junge ... Wir waren fassungslos: War es eine Frage der Unwissenheit oder war seine Mutter völlig im Verleugnungsmodus? Mein Versuch, ihr zu erklären, was Chronizität ist, war gescheitert.

Der Traum jedes Patienten ist es, eine schwere Krankheit, hinter sich zu lassen und zum vorherigen Gesundheitszustand zurückzukehren, ohne Defekt, ohne Opfer zu bringen oder den Lebensstil zu ändern. Der Traum jedes Arztes, andererseits, ist es, den Patienten zur Genesung zu führen und zu sehen, dass die betroffene Person zufrieden und dankbar ist. Ein Modell, das von Anne Lacroix und Philippe Assal [1] entwickelt wurde, das Chronizität und Akuität vergleicht, kann helfen, die Divergenz zwischen diesen Erwartungen und dem, was tatsächlich in einer chronischen Einstellung passiert, zu erklären. Eine akute Krankheit oder ein akutes Ereignis ist ein gefährliches und lebensbedrohliches Ereignis, die Symptome sind offensichtlich und treten plötzlich auf, sie erfordern eine Diagnose und eine zeitnahe therapeutische Intervention. Ärzte verfolgen einen reduktionistischen Ansatz, der sich nur auf das Wesentliche konzentriert. Dies ist das Modell, das Ärzte während ihrer Ausbildung lernen. Diese akuten Ereignisse machen weniger als 10 % aller Konsultationen aus.

Ärzte sind darauf vorbereitet, mit dieser Art von Kontext umzugehen und sind sich ihrer beruflichen Fähigkeiten bewusst. Sie konzentrieren sich auf spezifische Aspekte der Episode, bestimmen den diagnostischen Ansatz, entscheiden und überwachen die Therapie. Therapeuten sind Teil eines Teams, das auf einem biotechnologischen Modell basiert und einen passiven Patienten erfordert, der die Behandlung akzeptiert. Gesundheitsfachleute vergessen oder vernachlässigen oft die psychologische Dimension und kennen den Patienten nicht. Die Reduktion auf das Wesentliche ist notwendig, um effizient sein zu können. Die Therapie ist kodifiziert und präzise; sie bedeutet stündliche oder tägliche Kontrollen, sie kann kurzfristig sein und steht in direktem Zusammenhang mit der Krise. Patienten bitten um Hilfe, weil sie leiden und schnelle Linderung suchen, daher werden sie leicht kooperieren und die verschriebene Behandlung befolgen. Sobald die Krise vorbei ist, vergessen die Patienten das schmerzhafte Ereignis und sind dankbar und voller Bewunderung für das medizinische Team, das ihr Leben gerettet hat.

Eine chronische Krankheit hingegen ist still, oft unheilbar und hat einen unsicheren progressiven Verlauf. Schmerzen, die mit chronischen Krankheiten verbunden sind, sind meist anhaltend, omanchmal auch intermittierend. Die Krankheit ist mit einem bestimmten Lebensstil und oft nicht mit biologischen Faktoren verbunden. Ärzte verschreiben eine Behandlung, können die Krankheit aber nur indirekt kontrollieren: Sie müssen die Patienten aufklären und ihr Wissen mit ihnen teilen. Medizinische Fachleute sind aufgefordert, den Verlauf der Krankheit zu überwachen, einschließlich ihrer stillen Phasen, und akute Anfälle als Notfälle zu behandeln; sie müssen nach Komplikationen suchen und psychologische und soziale Unterstützung bieten. Mit anderen Worten, sie müssen eine Veränderung ihrer medizinischen Rolle akzeptieren.

Die Therapie ist entscheidend für das Überleben und das tägliche Wohlbefinden. Patienten sind dafür verantwortlich, eine Therapie zu befolgen, die ständige Disziplin erfordern kann und mit Kosten verbunden sein kann, die nicht nur physisch, sondern auch psychologisch, beruflich, sozial und finanziell sind. Selbst wenn sie sich nicht von der Krankheit erholen können, müssen die betroffenen Personen in der Lage sein, mit ihr umzugehen und ihre Auswirkungen zu kontrollieren, sie in Übereinstimmung mit oder trotz verschiedener Faktoren, die mit ihrem persönlichen Leben zusammenhängen, zu bewältigen; sie sollten sich an eine regelmäßige Behandlung gewöhnen und wissen, wie sie schnell bei akuten Episoden eingreifen können; sie sollten ständig wachsam sein, um eine Verschlechterung der Krankheit rechtzeitig zu bemerken und, wenn möglich, zu verhindern. Patienten müssen eine Reduzierung der Funktionen akzeptieren, die wir normalerweise mit guter Gesundheit in Verbindung bringen.

Da die Rollen von Ärzten und Patienten in den idealen Einstellungen von Akuität und Chronizität so unterschiedlich sind, können unlösbare Konflikte zwischen ihnen entstehen. Beschwerden sind oft das Ergebnis von Stereotypen, die auf beiden Seiten aktiviert werden.

Akute Patienten machen ihren Ärzten oft Vorwürfe wegen mangelnder sofortiger Maßnahmen und wegen Nichtbegrenzung des Problems mit einem reduktionistischen Ansatz, wegen mangelnden sofortigen Verständnisses, wegen Nichterfüllung aller notwendigen Maßnahmen zur richtigen Zeit. Chronische Patienten beklagen sich, dass Ärzte sich nicht kümmern und nicht genug zuhören, und dass sie im Allgemeinen inkompetent sind – weil die Krankheit sich nie ändert –, dass sie ihr Wissen oder ihre Zweifel nicht teilen oder dass sie keine Gewissheiten haben. Patienten geben letztendlich manchmal den Ärzten die Schuld an der Krankheit selbst.

Ärzte machen auch ihren Patienten Vorwürfe. Sie sagen ihnen, dass sie nicht kooperativ sind, dass sie ihren Lebensstil nicht ändern, dass sie die Regeln nicht befolgen, dass sie ungehorsam sind, dass sie die Chronizität der Erkrankung nicht akzeptieren, dass sie den wissenschaftlichen Ansatz nicht verstehen, wenn sie sich an Scharlatane wenden. Der entscheidende Punkt in diesen Konflikten ist, dass sowohl Patienten als auch Ärzte ihre neuen Rollen akzeptieren müssen: die Rolle von chronisch oder unvollkommen gesunden Patienten einerseits und von kompetenten Ärzten, die in Frage gestellt werden, andererseits. Chronizität ist eine Last, die sowohl Patienten als auch Ärzte und Pflegepersonal tragen müssen.

Natürlich werden Ärzte voreilig sein, sich oft nicht die Zeit nehmen, oft auch die Zeit wirklich nicht haben, die die Chronizität erfordert. Sie werden nicht richtig untersuchen, vielleicht können sie nicht alles verstehen oder wollen es nicht verstehen; aber andererseits, bis Patienten die Idee akzeptieren, chronisch krank zu sein, wird die Arbeit der Patienten – die minimal sein kann, wie das Schlucken einer Pille oder die Verwendung eines Sprays für Asthma – nicht durchgeführt, weil die Patienten selbst nicht überzeugt, reif oder psychologisch bereit sind.

Ärzte, die im Bereich der akuten Fälle praktizieren, können sich aber auch in der Verhandlung über die diagnostische Behandlung oder die erforderliche Operation wiederfinden. Und auch hier können Patienten die verschriebene Therapie nur teilweise oder vorübergehend befolgen.

Eine sehr gebildete und vernünftige 30-jährige Asthmatikerin kam in meine Praxis und erzählte mir, dass sie wirklich meine Hilfe brauchte. Sie litt ihr ganzes Leben lang an Asthma, sie nannte dies ihren „asthmatischen Zustand". Ich war neugierig, was sie damit meinte. Valeria, so hieß sie, erklärte, dass echtes Asthma das war, was jetzt jede Nacht passierte, mit ernsthaften Episoden, und dass dies der Grund war, warum sie mich konsultierte. Sie wäre nie gekommen, um Hilfe für ihren „Zustand" zu suchen, mit dem sie und all ihre Cousins seit früher Kindheit gelebt hatten. Sie hätte nie meine Meinung für den „asthmatischen Zustand", d. h. die geringfügigen Ereignisse, bei denen sie nicht atmen konnte – sie gab mir ein Beispiel: der Geruch eines Steaks auf einem Grill – eingeholt. Aber Asthma, echtes Asthma, machte ihr Angst. An diesem Punkt begannen wir zu verhandeln …

Literatur

1. Lacroix A, Assal P. Therapeutic education of patients. New approaches to chronic illness. Genf: Editions Vigot; 1998.

Die Bürde, chronisch krank zu sein

4

Es ist schwierig für Patienten, für alle, das Bild, das sie von sich selbst als jungen und gesunden Menschen haben, ohne Beschwerden oder Probleme, die ihrem Körper vertrauen können, aufzugeben und eine neue Identität zu akzeptieren: die eines chronisch kranken Menschen, d. h. einer Person, die gesund, aber unvollkommen ist, die ein Leben führen muss, das Probleme beinhaltet, die durch eine Krankheit verursacht werden. Die Strategie, die jedoch jeder Patient zur Bewältigung dieser Krankheit annimmt, das sogenannte Coping, hängt von seiner Persönlichkeit, seinen persönlichen Beziehungen, dem Grad der Akzeptanz und verschiedenen sozialen und kulturellen Faktoren ab.

Die Akzeptanz, von einer chronischen Erkrankung betroffen zu sein, ist in jedem Alter schwierig, aber für Kinder und Jugendliche – und noch mehr für ihre Eltern – ist es noch schwieriger.

Ich erinnere mich an eine Untersuchung in meiner Praxis. Eine fröhliche, laute Familie kam herein, um ihren 12-jährigen Sohn Luigi untersuchen zu lassen. Als sie hereinkamen, stritt der Junge mit seiner 7-jährigen Schwester. Einmal gesetzt, tadelte die Mutter ihren Sohn, weil er einen Wollpullover trug und es heiß war, dann tadelte die Tochter ihre Mutter und sagte ihr, dass dies nicht der Moment sei, solche Dinge zu sagen. Der Vater seufzte. Dann schienen sie mich zum ersten Mal zu bemerken. Die Mutter erzählte mir, dass der Sportarzt sie geschickt hat, er empfahl, dass ihr Sohn von einem Spezialisten gesehen werden sollte. Es war klar, dass sie dachte, das sei unnötig. Die Schwester mischte sich sofort ein: Sie wollte auch untersucht werden. Ich fragte den Jungen, was er dachte und ob er Atemprobleme habe. Er erzählte mir, dass er etwas Enges um seinen Hals fühlte und nicht atmen konnte, wenn er rannte und Fußball spielte: Er war ein talentierter Spieler und mochte den Sport sehr. Seine Mutter gestikulierte und ließ mich verstehen, dass sie das nicht glaubte; sein Vater hingegen erzählte mir, dass der Junge mehrmals von diesen Problemen gesprochen hatte. Ich führte die Untersuchung durch, alles schien normal zu sein, aber die Spirometrie zeigte einen klaren obstruktiven Defekt, reversibel mit Salbutamol, einem Bronchodilatator. Es war der Beweis, dass der Junge Asthma hatte. Ich begann zu erklären. Seine Mutter sagte: „Oh, aber das ist nur vorübergehend, oder?" Ich versuchte verständlich zu machen, dass Asthma im Allgemeinen ein chronisches Problem ist und chronisch bedeutet, dass es nicht verschwindet. An diesem Punkt begann die kleine Schwester des Jungen auf- und abzuspringen und zu schreien: „Also wird er sterben!" Sie wiederholte das immer wieder und lachte. „Er wird sterben." Ich zögerte, ich wusste nicht, ob ich lachen oder ernst sein sollte, dann entschied ich mich, sie intensiv anzusehen und zu sagen: „Wir werden alle eines Tages sterben." Sie sah mich perplex an und beruhigte sich.

Ich erzähle diese Szene, weil sie hilft, einen Einblick in die breite Palette von Gefühlen zu geben, die auftauchen, wenn wir zum ersten Mal über ein chronisches Problem sprechen. Es gibt den Moment der Überraschung wie: „Ich werde aus dem Land der Gesunden vertrieben: Das ist nicht möglich!" Überraschung mischt sich mit der Angst – vielleicht ist diese chronische Erkrankung das, was meinem Leben ein Ende setzen und viel Leid verursachen wird.

Ich versuche, mir all dieser Emotionen bewusst zu sein, wenn ich eine Chronizität diagnostiziere, und bemühe mich, nicht dramatisch zu klingen. Ich spreche über die Behandlungen, die funktionieren, und ich sage, dass Menschen mit Asthma alt werden, dass eine Person mit Asthma sogar ein großer Athlet werden, Kinder haben und tun kann, was sie will. Aber natürlich wiegt die Diagnose schwer. Es gibt Familien, die sofort sagen: „Okay, diese Dinge passieren, wir werden damit umgehen"; andere hingegen haben den Eindruck, sie würden aus dem Paradies der Gesunden vertrieben und können die Unvollkommenheit nicht akzeptieren.

Die Gefühle, die mit einer Diagnose von Chronizität verbunden sind, ändern sich mit dem Alter. Junge Erwachsene haben oft eine narzisstische Reaktion: „Ich chronisch? Das ist nicht möglich." Ein Athlet mit Orthorexie, der alles tut, um Krankheiten abzuwehren und perfekt fit zu sein, kann ein Gefühl der Niederlage erleben, das sogar zu Depressionen führen kann; andere, die das Gefühl haben, die Last sei zu schwer, können eine Haltung der Verleugnung annehmen. Verleugnung führt dazu, dass man seine Medikamente nicht regelmäßig einnimmt, sie nur im Notfall verwendet. Auf der gegenüberliegenden Seite der Verleugnung steht die Freude eines Krebspatienten: „Der Onkologe hat mir gesagt, dass es durchaus chronisch sein könnte …" In diesem Fall bedeutet „chronisch" nicht tödlich. Für alle geht es jedoch darum, sich auf den Weg zu einer neuen Identität zu machen.

Die Metapher einer „neuen Identität", die chronische Patienten erwerben müssen, findet sich in einer internationalen Studie, die vom Hastings Center (New York) koordiniert wurde und einen wichtigen Hinweis in dieser Hinsicht gibt. Am Ende des 20. Jahrhunderts versuchte die Studie *The goals of medicine. Setting new priorities* [1] zu identifizieren, welches Profil die Medizin des kommenden Jahrhunderts haben sollte:

> „In alternden Gesellschaften, in denen chronische Krankheiten die häufigste Ursache für Schmerzen, Leiden und Tod sind – wo, mit anderen Worten, die Krankheit unabhängig von dem, was medizinisch getan wird, weiterhin bestehen wird –, wird die fürsorgliche Pflege (engl. care Anm.d.Verf.) immer wichtiger und kommt nach einer Ära, in der sie immer eine zweitbeste Wahl zu sein schien, wieder zu ihrem Recht. Bei chronischen Krankheiten müssen die Patienten dabei unterstützt werden, einen persönlichen Sinn für ihren Zustand zu finden, um zu lernen, wie man damit umgeht und vielleicht dauerhaft damit lebt. In ihren Sechzigern haben die meisten Menschen mindestens eine chronische Erkrankung und in ihren Achtzigern drei oder mehr. Für diejenigen über fünfundachtzig, wird mindestens die Hälfte eine erhebliche Hilfe bei der Durchführung der alltäglichen Aktivitäten benötigen. Da die chronisch Kranken sich an ein neues und verändertes Selbst anpassen müssen, muss ein Großteil der Arbeit des medizinischen Fachpersonals auf den Umgang, das Management, nicht die Heilung, von Krankheiten ausgerichtet sein, in diesem Fall sollte ‚Management' die einfühlsame und kontinuierliche medizinische und psychologische Betreuung einer Person bedeuten, die auf die eine oder andere Weise, sich mit der Realität der Krankheit auseinandersetzen muss. Es hat sich tatsächlich gezeigt, dass die Medizin der chronisch kranken Person helfen sollte, eine neue Identität zu formen."

Die größte Belastung der chronischen Krankheit für die Patienten ist genau dieser Kampf um eine neue Identität. Die angenommenen Strategien können sehr unterschiedlich sein. Modelle wurden entwickelt, um die Beziehung zwischen der kranken Person und der Krankheit zu verstehen, basierend auf dem Konzept der „Kontrollüberzeugung", ein Begriff aus der Verhaltenspsychologie. Das Modell spricht von drei Arten, wie kranke Menschen Kontrolle erleben. Wenn der Kontrollraum außerhalb ist, haben kranke Menschen das Gefühl, dass ihr Leben vollständig von Faktoren abhängt, die unabhängig von ihnen sind; aus diesem Grund ist ihre Einstellung eine von ständiger Abhängigkeit von Ärzten und Krankenhausinstitutionen. Wenn im Gegenteil der Ort der Kontrolle intern ist, haben die Subjekte den Eindruck, sie könnten das, was ihnen passiert, beherrschen. Diese Einstellung ist diejenige, die im Allgemeinen eine bessere Kontrolle der Krankheit ermöglicht und die Selbstverwaltung verbessert. Bei Asthma z. B. ist dieser Ansatz der effektivste [2]. Schließlich haben einige Patienten ein solches Verlangen nach Unabhängigkeit, dass sie sich unverantwortlich verhalten, was das Risiko einer Krankenhauseinweisung erhöht.

Die nützlichste Einstellung liegt irgendwo zwischen diesen beiden Extremen: Patienten sind in der Lage, ihre Fähigkeiten zu nutzen, aber sie sind sich ihrer Einschränkungen bewusst und wissen, dass sie unter bestimmten Umständen medizinischen Rat einholen müssen. Die Figur des behandelnden und schulenden Arztes sollte den Patienten helfen, diesen Ansatz zu entwickeln. Dies ist möglich, wenn Betreuer sich der Konflikte bewusst sind, die durch verschiedene Arten des Kontrollbewusstseins verursacht werden und wenn sie nicht der Versuchung erliegen, alles in ihre Hände zu nehmen, mit einer Einstellung, die mehr oder weniger lautet: „Ich kümmere mich um alles."

Die Akzeptanz chronischer Krankheiten wurde von Lacroix und Assal [3] mit dem Prozess der Trauerarbeit verglichen, dessen Psychodynamik von Freud theoretisiert und von Elisabeth Kübler-Ross systematisch beschrieben wurde [4]. Der Weg zur Akzeptanz kann Monate oder Jahre dauern und beinhaltet die bekannten sechs Stufen der Trauer: anfänglicher Schock, Verleugnung, Wut, Verhandeln, Depression begleitet von Hoffnung und schließlich – Akzeptanz. Diese Sequenz tritt nicht unbedingt in chronologischer Reihenfolge auf. Es ist leicht zu sehen, wie schwierig ein Gespräch mit einem Patienten sein kann, der in der Verleugnung oder wütend ist; wir erwarten, dass dieser Patient nicht sehr kooperativ sein wird. Oder, wie wir früher sagten, compliant sein kann, was dem heutigen, therapieadhärent entspricht.

Übergangsverleugnung ist ein häufiges Phänomen im Prozess der Akzeptanz einer Krankheit. Es wird jedoch auch eine anhaltende Verleugnung beobachtet, insbesondere bei Asthmatikern, sie findet auch bei Diabetikern statt – und sie kann tödlich sein. Dies ist der Fall bei Menschen, die die Behandlung als Gewohnheit ansehen, Medikamente nur dann einzunehmen, wenn sie sie benötigen, und die nicht berücksichtigen, welche Medikamente tatsächlich benötigt werden; sie halten sich nicht an den Plan, was zu häufigen Aufnahmen in der Notaufnahme führt. Nicht einmal die Intensivstation, auf der die Ärzte gerade ihr Leben gerettet haben, lässt sie ihre Einstellung ändern. Anhaltende Verleugnung ist ein häufiges Phänomen bei nahezu tödlichem Asthma, wie eine Studie von Yellowless et al. [5] zeigte. Es sollte jedoch beachtet werden, dass dies eine unbewusste Strategie ist, d. h., Vorwürfe und Schuldzuweisungen sind nicht hilfreich.

Trotz des Beitrags psychologischer Modelle, die bei dem Verständnis von Verhaltensweisen helfen können, die schwierig und manchmal bizarr erscheinen, ist es wesentlich zu bedenken, dass diese Modelle auch etwas reduktionistisch sind: Sie versuchen, ein Verhalten in ein Muster zu pressen. Die einzigartigen Erfahrungen der Patienten präsentieren uns eine unendliche Vielfalt von Wegen, um ein chronisches Problem zu akzeptieren und damit umzugehen. Alle Individuen sollten in ihrer eigenen individuellen Reise respektiert werden.

Außerdem zwingt die Chronizität die Menschen dazu, über die Sterblichkeit nachzudenken, wie die schelmische Schwester ihrem Bruder, der Asthma hatte, in der oben erzählten Szene naiv zurief.

Das Buch von Atul Gawande, das der Sterblichkeit gewidmet ist [6], endet mit einer Warnung:

> „Sterblich zu sein bedeutet, mit den Einschränkungen unserer Biologie, mit den Grenzen, die durch Gene und Zellen und Fleisch und Knochen gesetzt sind, zurechtzukommen. Die medizinische Wissenschaft hat uns bemerkenswerte Macht gegeben, gegen diese Grenzen anzukämpfen, und der potenzielle Wert dieser Macht war ein zentraler Grund, warum ich Arzt geworden bin. Aber immer wieder habe ich den Schaden gesehen, den wir in der Medizin anrichten, wenn wir nicht anerkennen, dass diese Macht endlich ist und immer sein wird."

Kurz gesagt, sich mit der Chronizität auseinanderzusetzen, bedeutet: Grenzen mit Behandlung zurückzudrängen, aber auch, sie anzuerkennen. Dieser Prozess kann sehr schwierig und schmerzhaft sein. Es ist einfacher, ihn in Begleitung zu absolvieren mit jemandem, der die Reise teilen kann, und meist benötigt man mehrere Begleiter wie Pflegepersonal und Ärzte, Lebenspartner und Freunde.

Literatur

1. Hastings Center. The goals of medicine. Setting new priorities. Hastings Cent Rep. 1996;26(6):S1–27.
2. Laforest L, El Hasnaoui A, Pribil C, et al. Asthma patients' perception of their ability to influence disease control and management. Ann Allergy Asthma Immunol. 2009;102(5):378–84.
3. Lacroix A, Assal P. Therapeutic education of patients. New approaches to chronic illness. Genf: Editions Vigot; 1998.
4. Kubler-Ross E. On death and dying. New York: Scribner; 1997.
5. Yellowless PM, Ruffin RE. Psychological defenses and coping styles in patients following a life-threatening attack of asthma. Chest. 1989;95:1298–303.
6. Gawande A. Being mortal. Medicine and what matters in the end. Haryana: Penguin Random House India Private Limited; 2015.

Chronisch erkrankte Personen behandeln – eine Belastung?

Gesundheitsfachleute, nicht nur Ärzte, sondern Gesundheitsfachleute im Allgemeinen, sind in der Akutmedizin ausgebildet, einem Bereich, in dem sie sich kompetent und befriedigt fühlen, in ihren Rollen respektiert werden und nützlich sind bei der Wiederherstellung guter Gesundheit. In diesem Bereich ist die Behandlung von Patienten schnell und unkompliziert, Lösungen sind klar und sichtbar. Mit anderen Worten, das Gegenteil des Ablaufes, der in chronischen Situationen stattfindet. Chronizität ist erschöpfend, aber was noch schlimmer ist, sie wird oft als langweilig empfunden. Chronizität dreht sich immer um dasselbe Problem, es stellt kaum diagnostische oder intellektuelle Herausforderungen dar, keine Adrenalinreaktion durch geglückte Reanimationsmaßnahmen, keine Notwendigkeit, den brillanten Verstand eines Dr. House zu testen, und oft keine Anerkennung seitens der geretteten Patienten und ihrer Familien. Chronizität scheint keine wissenschaftliche Grenze zu haben, die mit innovativem Know-how und therapeutischer Praxis vorangetrieben werden könnte. Die Erschöpfung, der das Gesundheitspersonal in diesem Bereich ausgesetzt ist, ist hauptsächlich auf Monotonie und das Gefühl zurückzuführen, dass man mehr gibt, als man zurückbekommt.

Chronizität demütigt unweigerlich jeden Anspruch auf Lebensrettung. Tatsächlich – eine allmählich nachlassende Motivation hat einen emotionalen Preis: Der Schwung, der Gesundheitsfachleute dazu bringt, einen therapeutischen Beruf zu ergreifen, neigt dazu, sich zu erschöpfen.

Obwohl Chronizität den Großteil der Anfragen an die Medizin ausmacht, scheint die Ausbildung, die Ärzte erhalten, diesen Aspekt zu vernachlässigen. Die Ausbildung von Krankenschwestern ist nicht anders. Medizinische Fakultäten – wo jetzt auch Krankenschwestern ausgebildet werden – legen kaum noch Wert auf die psychologischen, pädagogischen und sozialen Fähigkeiten, die für den Umgang mit dieser Art von Pathologien erforderlich sind. Praktiker, die an der Front der Chronizität arbeiten, sind mit Situationen konfrontiert, für die sie keine Ausbildung und Vorbereitung erhalten haben. Nur wenige von Natur aus begabte Fachleute mit einem angeborenen pädagogischen Talent sind in der Lage, sich anzupassen und

D. Rinnenburger, *Chronische Erkrankungen*,
https://doi.org/10.1007/978-3-031-68960-4_5

Befriedigung in einem neuen professionellen Kontext zu finden. Aber für die meisten ist Frustration die Norm, oft gepaart mit einer Haltung der Arroganz, die sich als Abwehrmechanismus einstellt.

Es gibt einen Roman, der uns helfen kann, die Erschöpfung zu verstehen, die mit der Behandlung von chronisch Kranken einhergeht: *The House of God* [1] – ein Buch, das in den Vereinigten Staaten und in der gesamten angelsächsischen Welt erheblichen Erfolg hatte. Laut der wissenschaftlichen Zeitschrift *The Lancet* ist der Roman, geschrieben von Samuel Shem, einem Pseudonym für den Psychiater Stephen Bergman, einer der zwei wichtigsten medizinischen Romane des 20. Jahrhunderts – der andere ist Sinclair Lewis' *Arrowsmith*, geschrieben im Jahr 1925. *The House of God* wurde 1978 In New York veröffentlicht. Die *New York Times* beschrieb das Buch als vulgär, amüsant und beunruhigend. Es verursachte zunächst einen Skandal, wurde aber dann zu einem Kult. Es konzentriert sich auf das Leben einer Gruppe von jungen Ärzten während ihres einjährigen Praktikums im Krankenhaus. Geschrieben in einem ironischen und amüsanten Stil, beschreibt das Buch die psychischen Schäden und die fortschreitende Entmenschlichung der Hauptfiguren. Einige Ausdrücke aus dem Roman, wie „gomer" – was bedeutet „raus aus meinem Notfallzimmer" (engl. go out of my emergency room)– sind Teil des alltäglichen medizinischen Jargons geworden. Im Roman wird das Kommen und Gehen chronischer Patienten in und aus der Notaufnahme beschrieben. In der Einleitung lobt John Updike den Roman dafür, dass er einen Eindruck vom Leben in seiner Essenz einfängt, indem er „ein Abenteuer im Tal des Todes und die Wahrheit des Fleisches" erzählt (Abb. 5.1).

In *The House of God* nennen Ärzte chronisch kranke Patienten „Gomers" – was bedeutet, dass sie gehen sollten –, weil Ärzte, die im Bereich der Akutmedizin arbeiten, sich nicht um sie kümmern können und wollen. Der Hauptgrund dafür ist, dass ein Eingriff oft bedeutet, in das instabile Regime der Patienten einzugreifen, was schwer zu verbessern ist. Ein weiterer Grund ist, dass Krankenhäuser befürchten, sie könnten zu einem Parkplatz für chronische Patienten werden. In Italien ist die Situation fast 50 Jahre später nicht sehr anders. Hier wird das gleiche Szenario von Ärzten und Krankenschwestern beschrieben, die sich um ältere, chronische und nicht selbstständige Patienten kümmern; eine Last, von der Familienmitglieder, die vielleicht eine Pause oder einen Urlaub brauchen, entlastet werden möchten. Eine Familie, die gerne in Urlaub fahren möchte, könnte den chronisch kranken und alten Großvater in einer Notaufnahme „parken", wo die Ärzte Schwierigkeiten haben werden, ihn wegen der Vielfalt und Instabilität seiner chronischen Probleme zu entlassen und ihn letztendlich aufnehmen müssen.

Ohne jedes Gefühl für die Kranken, stellt *The House of God* dar, wie ein junger Arzt, der gerade erst seinen Abschluss gemacht hat, Schwierigkeiten mit der Grausamkeit und Kälte seiner erfahreneren Kollegen hat, die, nachdem sie schon alles gesehen haben, ihre medizinische Praxis als eine Art Sport oder als Filmset für den Aufbau ihrer Karriere betrachten. Wenn auch diese beiden Antriebe versagen, brennen die Gesundheitsdienstleister aus. Unmotiviert und ineffektiv versucht die Hauptfigur, ihren geistigen Zustand vor ihren Kollegen zu verbergen, muss aber zu-

Abb. 5.1 Das Cover der deutschen Auflage des Buches *House of God* von Samuel Shem. (Knaur Tachenbuchneuausgabe 2007)

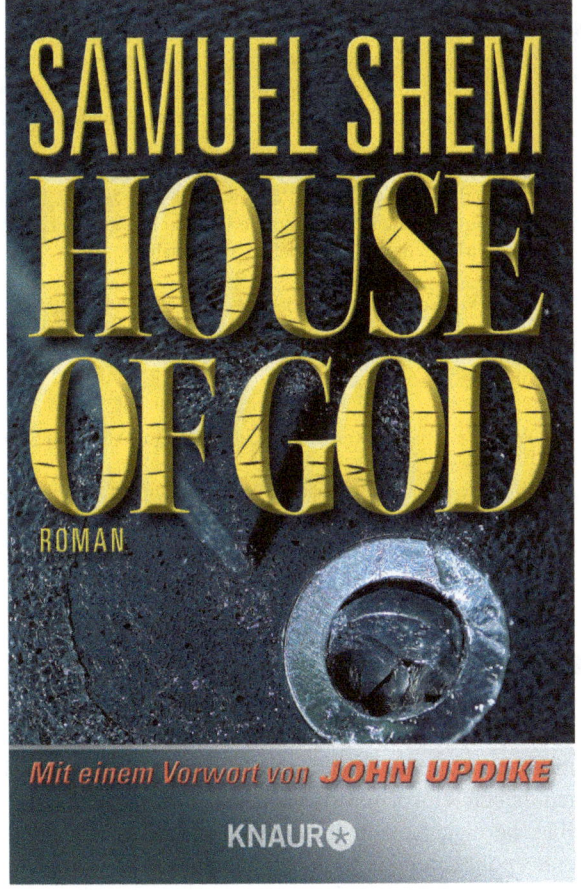

geben, dass die tägliche Konfrontation mit der Chronizität zu einer inneren Verwüstung geführt hat: „Tödlich, dieses Werden und Sein eines Arztes! Die Hoffnung und die Angst verleugnend, ritualisierte Abwehrmechanismen hochgezogen bis zu den Ohren wie Rollkragen, waren diese Ärzte, um zu überleben, zu Maschinen geworden, abgeschottet von Menschen – von Ehefrauen, Kindern, Eltern – von der Wärme des Mitgefühls und dem Rausch der Liebe."

Drei der acht Regeln, die in *The House of God* gelten, verdienen besondere Aufmerksamkeit:

- „Bei einem Herzstillstand überprüfen Sie Ihren eigenen Puls." Das bedeutet: Geraten Sie nicht in Panik.
- „Der Patient ist derjenige mit der Krankheit." Mit anderen Worten: Sie sind auch sterblich, aber kommen Sie darüber hinweg und behandeln Sie die Patienten.
- „Passen Sie auf, sie können Ihnen immer mehr wehtun." Das heißt: Sie (die Kranken) können Ihnen wehtun; seien Sie vorsichtig und denken Sie positiv.

Und hier ist ein Dialog, der die Überlebensstrategie von Ärzten veranschaulicht:

„‚Du bist weiß wie ein Laken‘, sagte Cohen. ‚Dieser Typ hat dich wirklich erwischt.‘

‚Ich weiß nicht, wie ich noch dreiundzwanzig Stunden davon aushalten soll.‘

‚Das Geheimnis ist, sich emotional abzuseilen (engl. decathect Anm.d.Verf.). Ziehen Sie Ihre libidinale Investition in das, was Sie tun, zurück. Es ist, als ob Sie einen speziellen Helm aufsetzen und auf Autopilot gehen. Emotional ziehen Sie sich zurück, sodass Sie nicht wirklich da sind. Überleben, nicht wahr?‘

‚Ja, ich wünschte, ich hätte einen Weltraumhelm. De kathexis ist ein innerer Weltraumhelm. Fast alle Jobs sind decathect, wissen Sie warum?‘

‚Warum?‘

‚Weil alle Jobs langweilig sind, außer diesem. Probieren Sie es aus.‘

Ich setzte meinen imaginären Weltraumhelm auf, stellte mich auf Autopilot und decathesierte bis zum geht nicht mehr. Ich watete durch Gallonen von Urin und tauchte ein in den stetigen Strom von verängstigten Männern von sechzehn bis sechsundachtzig …“

Die Stärke des Romans liegt in seiner Fähigkeit, die Schwierigkeiten zu vermitteln, denen Ärzte gegenüberstehen, wenn sie mit chronisch kranken Patienten umgehen (ohne die Perspektive der Patienten zu berücksichtigen). Er zeigt die Belastung durch lange Schichten, in denen Ärzte wach bleiben müssen; das Ausmaß des Leidens, dem Ärzte während ihrer Ausbildung ausgesetzt sind und die Abwehrmechanismen, die sie entwickeln – heute nennen wir das Burn-out. Die Praktikanten haben einen selbstironischen Humor und oft fehlt ihnen ein Gefühl für Barmherzigkeit. Vielleicht würde ein solcher Roman heute nicht gut ankommen, da er als politisch inkorrekt angesehen würde.

Ein Burn-out kann in vielen Situationen auftreten und ist häufig in chronischen Kontexten zu finden; er zeichnet sich durch emotionale Erschöpfung aus, die zu Energieverlust führt. In extremen Fällen kann er sich zu einem Zustand der Depersonalisierung entwickeln, ähnlich dem Freud'schen Konzept der De-Kathexis, auf das in *The House of God* Bezug genommen wird, einer Störung, die sich durch das anhaltende oder wiederkehrende Gefühl äußert, von sich selbst, von seinem Körper und Geist getrennt zu sein. Es handelt sich um eine dissoziative Störung, die auch in vielen anderen Situationen wie Angstzuständen, Panik oder Depressionen auftreten kann und mit einer Abwehrstrategie in Verbindung gebracht werden kann, die auch dazu führt, dass Kunden als Objekte und nicht als Menschen behandelt werden. Der Psychiater Roberto Boccalon [2] definierte diesen Zustand als „ein reduziertes Gefühl der Selbstverwirklichung, bei dem das Subjekt das Gefühl hat, dass seine oder ihre Kompetenz in der Beziehung zu anderen vermindert ist". Boccalon führte eine Untersuchung mit 271 Ärzten und 734 Krankenschwestern in Krankenhäusern in Ferrara durch. Die Ergebnisse waren beeindruckend: Über 56 % der Ärzte und 70 % der Krankenschwestern zeigten Symptome eines durchschnittlichen Grades von Burn-out. Als Bewältigungsstrategie gegen zunehmenden Stress entwickeln Ärzte und Krankenschwestern eine distanzierte und stereotypische Haltung gegenüber Patienten sowie zunehmende Grade von Zynismus, d. h., sie setzen ihren virtuellen Raumhelm auf. Dieses Phänomen kann eine gesamte medizinische Einrichtung kontaminieren, die als Ganzes alles Mögliche tun wird, um die Situation zu leugnen.

Ist dieser Zustand der Erschöpfung einmal ausgelöst, ist er schwer umzukehren, zumal Ärzten oft nicht bewusst ist, dass sie Hilfe benötigen. Darüber hinaus sind Überarbeitung und mangelnde Befriedigung nicht die einzigen Faktoren, die Burnout auslösen können, eine Bedingung, die in komplexeren Dynamiken der Akzeptanz und Bewältigung verwurzelt ist. Eines der Probleme ist unser allgemeiner sozialer Kontext, in dem Kosmetikerinnen ein höheres soziales Ansehen haben können als Krankenschwestern, und in dem Krankheit, Schmerz und Tod ständig verleugnet werden und die ästhetische Medizin Erfolg hat, die versucht, die Zeichen der Zeit auszulöschen; wir leben in einer Gesellschaft, die Gesundheitsfachleute zunehmend mehr als Feinde denn als Verbündete betrachtet, weil sie mit der undankbaren Aufgabe betraut sind, einer Person mitzuteilen, dass ihre Gesundheit sich verschlechtert hat, was im Leben fast jedes Menschen passiert und zu einer unwiderruflichen Transformation führt.

Natürlich bedeutet dies nicht, dass diejenigen, die an vorderster Front arbeiten, in der Notaufnahme, in der Herz- und Notfallchirurgie, nicht erschöpft sein können, nur weil sie in der Regel mehr Befriedigung erfahren. Eine kürzliche Überprüfung [3] von 11 verschiedenen Artikeln, in einem Zeitraum von 1997 bis 2017, zeigte, dass von 40.000 Krankenschwestern in der Notaufnahme 40,5 % Symptome von emotionaler Erschöpfung zeigten, 44,3 % eine hohe Rate an Depersonalisierung hatten und 42,7 % niedrige Niveaus an Selbstverwirklichung aufwiesen. Diese Faktoren führen zu hohen Ausfallraten, Depressionen und Drogenmissbrauch, einschließlich Alkoholmissbrauch. Die Studie kommt zu dem Schluss, dass Burn-out in Bereichen der Hightech-Medizin schädlich ist und die Produktivität reduziert.

Vor allem verursacht Burn-out Leid. Diejenigen, die unglücklicherweise in einer Notaufnahme landen, treffen auf erschöpfte, müde, enttäuschte, frustrierte, schlecht bezahlte und oft kranke Gesundheitsfachleute. Auch Krankenschwestern und Pfleger sind Opfer dieses Zustands: Diejenigen, die vor Jahren von Florence Nightingale inspiriert wurden, finden sich im Kampf gegen übermäßige Arbeitsbelastungen, erschöpfte Kollegen und eine fehlerhafte Grundorganisation wieder, etwas, das sie nur beobachten und beklagen können, ohne die Macht zu haben, es zu ändern. Ganz zu schweigen von der Anzahl der chronisch Kranken, die die Notaufnahme unberechtigt aufsuchen, weil sie keine andere Anlaufstelle haben: alte Patienten, die nicht mehr trinken, weil sie einen Infekt mit Fieber haben oder verstopft sind, Asthmatiker oder Diabetiker, die regelmäßig Patienten sind und sich weigern, ihre Medikamente zu nehmen, sowie die vielen Obdachlosen die ärztliche Versorgung und manchmal auch ein Dach über dem Kopf suchen. Fügt man häusliche Gewalt, Suchtkranke jeder Art oder verzweifelte Angehörige und die zunehmend häufigen verbalen und körperlichen Angriffe auf das Krankenhauspersonal hinzu, so ist das Bild der Gründe für einen emotionalen Zusammenbruch komplett.

Ich erinnere mich an ein dramatisches Ereignis, das auf einer Station, nicht in der Notaufnahme, stattfand: Nach einem Atemstillstand war eine 82-jährige Frau einer Tracheotomie unterzogen worden; sie war übergewichtig, hatte Bluthochdruck, litt an einer Herzkrankheit und den Folgen einer Kolektomie aufgrund eines Dickdarmtumors. Sie zeigte eine weitere Komplikation nach Monaten intensiver Pflege: eine Bronchopneumonie, verursacht durch multiresistente Bakterien, die selbst die verschiedenen von Infektionsspezialisten verschriebenen Antibiotika nicht behandeln konnten. Eines Morgens starb die Patientin; ihre drei Kinder waren auf dem Weg, sie zu besuchen. Sie waren mehrmals über die Schwere und Prognose ihres Zustands informiert worden. Bei Erhalt der Nachricht von ihrem Tod brach der jüngste Sohn in Wut aus. Er stand im Flur und schrie die Ärzte an, nannte sie Mörder und ging drohend auf sie zu; er wurde gewalttätig und schlug mit dem Kopf gegen die Aufzugtüren. Die Krankenschwestern riefen das Wachpersonal und der Sohn beruhigte sich. Aber das an diesem Sonntag anwesende Personal –zwei Krankenschwestern und ein Helfer und ich als diensthabende Ärztin – wir fühlten uns alle heftig angegriffen, wenn auch nur verbal. Unsere Arbeit war nicht gewürdigt worden: Wir hatten hart für diese kranke Frau gearbeitet, mit Freundlichkeit und Geduld, waren verletzt und ungläubig. Die Familienmitglieder waren zweifellos erschöpft nach monatelangen Besuchen der Mutter in verschiedenen Intensivstationen, aber das konnte ihre Gewalt nicht rechtfertigen. Irgendwie kam die Geschichte zu einem glücklichen Ende: Der Sohn entschuldigte sich bei uns; es stellte sich heraus, dass er in großen finanziellen Schwierigkeiten war, weil sein einziges festes Einkommen die Rente seiner Mutter war.

Ereignisse wie dieses hinterlassen Narben. Einige Gesundheitsfachleute reagieren mit zynischen und defensiven Haltungen, andere errichten Barrieren gegen Patienten und deren Angehörige, die als potenziell gefährlich wahrgenommen werden.

Gewalt in Krankenhäusern, häufiger in Notaufnahmen als auf Stationen, ist ein wiederkehrendes Thema in den Medien und Blogs. Sie ist viermal häufiger als in industriellen Arbeitsplätzen und hat kürzlich Proteste von Gesundheitsfachleuten ausgelöst. Die Gewalt variiert je nach kulturellem Umfeld und den medizinischen Fachgebieten; in der Chronizität ist Gewalt nicht so häufig. Doch trägt auch die chronische Unterbesetzung, Unterbezahlung und oftmals fehlende Wertschätzung zu den Spannungen im Gesundheitswesen bei, weshalb das Pflegepersonal immer wieder in der ganzen Welt auf die Straße geht (Abb. 5.2).

Fachleute, die routinemäßig chronische Krankheiten behandeln, mit kleinen Therapieanpassungen und unspektakulären Entscheidungen, unterliegen einer anderen Art von Erschöpfung; Gewalt in diesen Zusammenhängen ist selten im Vergleich zu den emotional sehr aufgeladenen Reaktionen, die in der Notaufnahme zu sehen sind. Doch auch hier gibt es Angst vor rechtlichen Konsequenzen durch falsche Entscheidungen oder nicht ausreichende Behandlungen. Eine Quelle der Unruhe sind die grundlegenden Erwartungen des Personals: Ein Arzt, dessen Wunsch es war, Leben zu retten, wird in einem Kontext wie einer Diabetiker-Klinik frustriert sein, wo Ärzte immer wieder die gleichen Patienten untersuchen. Dies wird ständige Frustration verursachen, es sei denn, Gesundheitsfachleute können ihre Berufung und Motivation neu definieren. Einige träumen von der Art von Aktion, die in einer Notaufnahme stattfindet, aber würden dort nicht arbeiten wollen wegen des

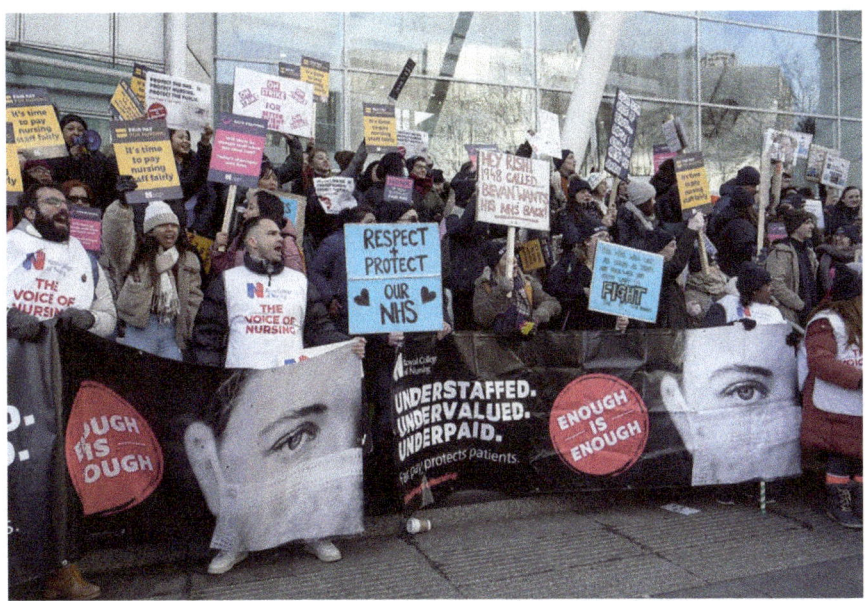

Abb. 5.2 Streikende Krankenschwestern in London, 18.01.2023. (ID Foto stock: 2253058999)

Stresses und der damit verbundenen Verantwortung (dazu gehört das Risiko von rechtlichen Konsequenzen). Einige Organisationen arbeiten anders, sie rotieren ihre Mitarbeiter in verschiedenen Aufgaben und Orten. In diesem Fall können Ärzte zwischen Rollen wechseln und abwechselnd handeln und zuhören.

Burn-out in der Chronizität betrifft nicht nur Gesundheitsfachleute. Familienmitglieder, die eine chronisch kranke oder nicht mehr selbstständige Person betreuen, sind ebenfalls gefährdet, ein Burn-out zu erleiden. Nach einer weit verbreiteten Idee sind pflegende Angehörige stärker gefährdet, krank zu werden. Es wurde oft festgestellt, dass 70 % derjenigen, die sich eines chronisch Kranken annehmen und über 70 Jahre alt sind, eine reduzierte Lebenserwartung im Vergleich zu der Bevölkerung haben, die nicht mit dieser Situation umgehen muss. Diese Daten, veröffentlicht von den Medien, wurden von Freiwilligen und Pflegeorganisationen verbreitet, die mehr Ressourcen fordern. Der Zustand hat sogar einen Namen: Pflegesyndrom. Allerdings, unabhängig von den legitimen Forderungen nach mehr Ressourcen für langfristige Unterstützung, wurde die Legitimität dieser Definition, die in der medizinischen Literatur nicht gefunden wird, infrage gestellt.

Die erste große Studie, die sich auf die Belastung durch die Unterstützung von Familienmitgliedern konzentriert, wurde von Schulz und Beach durchgeführt und 1999 im JAMA veröffentlicht [4]. Die Forschung untersucht die Arbeit von etwa 1000 Pflegenden (engl. caregiver) und Nicht-Pflegenden zwischen 66 und 93 Jahren. Die 4-jährige prospektive Studie wurde nach soziodemografischen Faktoren und Krankheiten angepasst. Die Studie findet heraus, dass alternde Pflegende, die physischem und mentalem Stress ausgesetzt sind, ein um 63 % erhöhtes Sterberisiko haben. Kurz gesagt: Ab einem bestimmten Alter sterben, die die andere pflegen früher. Die Studie wurde viel zitiert und verwendet. Allerdings finden fünf verschiedene Studien, die seitdem durchgeführt wurden, heraus dass Pflegende eine längere Lebenserwartung und eine reduzierte Sterblichkeitsrate haben [5].

Eine weitere eher originelle wissenschaftliche Studie konzentriert sich auf die Messung von Telomeren. Dies ist der terminale Bereich eines Chromosoms, bestehend aus hochrepetitiver DNA, die das Ende des Chromosoms vor Verschlechterung oder Verschmelzung mit benachbarten Chromosomen schützt. Ein kürzeres Telomer bedeutet beschleunigte zelluläre Alterung. Von den 209 untersuchten Fällen wurde dieser Prozess bei Menschen gefunden, die mehr Zeit als Pflegende verbringen und größeren Stress durch die Bemühungen, junge Erwachsene oder Kinder zu betreuen, erleiden. Dieser Befund ist sehr interessant, weil er es uns ermöglicht, psychologische und emotionale Daten zu messen. Die Studie ist noch offen für verschiedene Interpretationen, weil sie zeigt, dass diejenigen mit mittlerem und hohem Stressniveau längere Telomere haben [6].

Die Pflege und Fürsorge für eine andere Person haben sicherlich einen großen Einfluss auf das Leben der Menschen, aber zum größten Teil ist dieser Einfluss nicht messbar. Die Tatsache, dass es schwieriger ist, eine Person in einer beengten Umgebung zu betreuen als in einer Villa mit abwechselndem Personal, scheint ziemlich offensichtlich. Aber in allen Kontexten ist das Verhältnis zwischen den betreuten Personen und ihren Familien entscheidend: Menschen lieben und hassen sich in allen Familien, umso mehr, wenn Hilfeleistung beteiligt ist. Die Belastung durch Chronizität ist beträchtlich in Bezug auf wirtschaftliche und soziale Kosten für die Gesellschaft, Gesundheitsfachleute und Familien und sollte mit größerem Bewusstsein und Unterstützung für alle angegangen werden. Dies ist eine große Herausforderung für die Gesundheitspolitik und kann nicht auf freiwilliger Basis bewältigt werden.

Kurz gesagt, eine chronische Erkrankung ist eine komplexe Situation, und es ist auch komplex, Menschen zu behandeln, die nicht an einer einzigen Krankheit leiden, sondern an vielen überlappenden Zuständen. Es ist schwierig, psychisch gesund zu bleiben, begeistert und einfühlsam, auch beim Versuch, diese Komplexität zu verstehen. Arbeitsgesetze in Europa haben die Arbeitszeit reduziert: Dies hilft, zu vermeiden, dass man einen „Helm" als Mittel zur Bewältigung von Müdigkeit und Erschöpfung bei der Arbeit mit den Kranken tragen muss. Allerdings würden mehr Personal, angemessene Räume, angenehme und helle Umgebung, zusammen mit präventiven Maßnahmen zur Erkennung der Symptome derer, die „Schutzhelme" tragen, d. h. an einem Burn-out-Syndrom leiden, sehr hilfreich sein.

Literatur

1. Shem S. The house of God. New York: Richard Marek Verlag; 1978.
2. Boccalon R. Chi cura rischia di bruciarsi. Il Sole 24 Ore—Sanità Mangement-37; 2001 März.
3. Li H, Cheng B, Zhu XP. Quantification of burnout in emergency nurses: A systematic review and meta-analysis. Int Emerg Nurs. 2018;39:46–54.

4. Schulz R, Beach SR. Caregiving as a risk factor for mortality: the Caregiver Health Effects Study. JAMA. 1999;282(23):2215–9.
5. Roth DL. Informal caregiving and its impact on health: a reappraisal from population-based studies. Gerontologist. 2015;55(2):309–19.
6. Litzelmann K, Witt WP, Gangnon RE, et al. Association between informal caregiving and cellular aging in the survey of the health of Wisconsin: the role of caregiving characteristics, stress and strain. Am J Epidemiol. 2014;179(11):1340–52.

Wie behandelt man Kranke und vor allem, wo?

6

Dieses Kapitel könnte leicht mit „Der Aufstieg und Niedergang von Sanatorien" betitelt werden. Tatsächlich erleben wir einen großen Wandel in der Art und Weise, wie wir mit Chronizität umgehen, die nun außerhalb von Krankenhäusern behandelt wird, die zu Orten der hochintensiven und hochtechnologischen medizinischen Versorgung geworden sind. Um diesen Kontext zu verstehen, ist es nützlich, den Übergang zu betrachten, der in unserer jüngsten Vergangenheit in der Behandlung von Tuberkulose stattgefunden hat, dank beispielloser Entwicklungen der wissenschaftlichen Kenntnisse. Bis zur Entdeckung des Bazillus durch Robert Koch war Tuberkulose eine chronische Krankheit im engen Sinne: Die Krankheit führte zu Auszehrung und Tod. Heute ist das nicht mehr der Fall: Tuberkulose ist eine ansteckende und übertragbare Krankheit, Patienten werden geheilt, sie können sich auch vollständig erholen, eine Restitutio ad integrum ist möglich.

Das Buch *Un villaggio straordinario* (Ein außergewöhnliches Dorf) [1] von Stefano Rossattini ist ein hervorragender Leitfaden zum Verständnis, wie eine einzige Krankheit die Gesellschaft, nationale Gesundheitssysteme und Gesundheitseinrichtungen beeinflussen kann. Das Buch ist eine konzeptionelle und ikonografische Reise, die die Geschichte des Morelli-Dorfes in Sondalo (Sondrio), das größte Sanatorium in Europa (Abb. 6.1), veranschaulicht.

Bis zur Entdeckung von Antibiotika basierte die Behandlung auf den italienischen „drei Ls", die „Lana, letto, latte" (Wolle, Bett, Milch). Verlängerte Aufenthalte in isolierten Einrichtungen, oft in Berggebieten, waren an der Tagesordnung, meist nur für die wohlhabende Bevölkerung. Tuberkulose, wie viele andere Krankheiten, die zur Auszehrung führten, wurde im Mittelalter mit Brechmitteln, Abführmitteln und Aderlässen behandelt. Später wurde sie mit schleimlösenden Sirupen, fiebersenkenden Mitteln und Opiaten behandelt. Der Wendepunkt kam 1882, als Robert Koch in Berlin die Entdeckung des ätiologischen Erregers der Krankheit bekannt gab: der Koch Bazillus. Zur gleichen Zeit förderte Carlo Forlanini in Mailand eine physio-mechanische Theorie und die Idee eines künstlichen Pneumothorax zur Behandlung der einseitigen Lungenphthise. Die

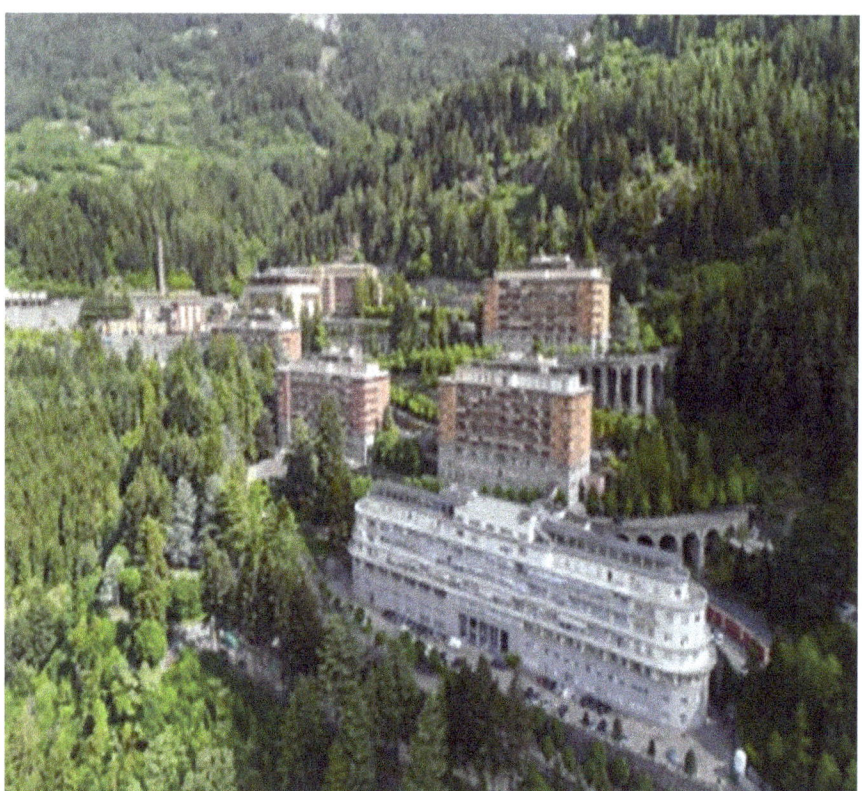

Abb. 6.1 Das Morelli-Dorf in Sondalo (Sondrio) war einst das größte Sanatorium in Europa für die Behandlung von Tuberkulose. (Credit: Simone Polattini, shutterstock.com)

ersten Sanatorien für Tuberkulosepatienten datieren auf den Anfang des 19. Jahrhunderts. Ärzte hatten lange nach der geeignetsten Umgebung für die Behandlung von Tuberkulose gesucht; man nahm an, dass eine bestimmte Höhe Immunität gegen die Krankheit bot.

Nach Kochs Entdeckung und in dem Wissen, dass Tuberkulose eine ansteckende Krankheit ist, die mit einer spezifischen Therapie behandelt werden kann, obwohl es noch keine Antibiotika gab, wurden die ersten Behandlungszentren eröffnet. Das Gebot war, die Kranken zu isolieren. Daher wurden Sanatorien geboren. Einige waren wirklich prächtig, wie das Sanatorium in Davos, Schweiz, das Thomas Manns Roman *Der Zauberberg* (1924) inspirierte. Diese Einrichtungen, teils als Krankenhäuser und teils als Residenzen ausgestattet, waren geeignet für die langfristige Hospitalisierung von Tuberkulosepatienten, während denen sie strengen Hygiene- und Ernährungsregimen unterzogen wurden sowie vollständiger körperlicher und geistiger Ruhe. Die Zeit, als Tuberkuloseeinrichtungen als „Vorboten des Friedhofs" betrachtet wurden, war vorbei.

Ältere Patienten mit Fibrothorax, verursacht durch die Krankheit und die erhaltenen Behandlungen wie therapeutischer Pneumothorax, können noch erzählen wie das Leben in einem Sanatorium war. Eine 80-jährige Frau, die seit Jahren

Behandlungen wegen Ateminsuffizienz erhält, die durch Tuberkulose in den 1940er-Jahren verursacht wurde, erzählt uns von der Welt, in der sie 2 Jahre lang lebte. Das Essen – sagt sie – war wunderbar, es war schmackhaft und nahrhaft. Während ihrer langen Hospitalisierung verliebte sie sich in einen Mann, der bereits verheiratet war, aber von seiner ersten Familie nicht mehr akzeptiert wurde, weil er an „Auszehrung" litt. Er ließ sich scheiden, sie heiratete ihn und wurde wiederum von ihrer eigenen Familie aus zwei Gründen abgelehnt: ihre Tuberkulose und ihre Heirat mit einem geschiedenen Mann. Ihre Geschichte hat einen symbolischen Wert: Die Zeit im Sanatorium ermöglichte es ihr, sich von der ansteckenden Krankheit zu erholen und danach mit der Chronizität im Alter umzugehen.

Wenn wir zum Sanatorium in Sondalo zurückkehren, sank die Sterblichkeitsrate hier, wie im Rest der Welt, ab 1945 kontinuierlich. In Sondalo wurden in geräumigen biochemischen und histopathologischen Laboren Forschungen durchgeführt und eine Zuchtfarm für Tierversuche eingerichtet.

In der Zwischenzeit verbesserte sich das Wohlergehen in der Welt und in Italien, die Unterernährung betraf weniger Menschen und die Wohnungen wurden weniger feucht und dunkel. All diese Faktoren trugen erheblich zur Verringerung der Anzahl der Kranken bei. Gegen Ende der 1940er-Jahre und dann in den 1950er-Jahren wurde antituberkulöse Medikation produziert und Streptomycin, Isoniazid und Rifampicin wurden für alle zugänglich.

Die Pharmakotherapie wurde im Laufe der Zeit immer wirksamer und reduzierte den Bedarf an Operationen, künstlichem Pneumothorax oder Lungenresektion erheblich. Zu diesem Zeitpunkt musste das Morelli-Sanatorium in Sondalo seine Bestimmung ändern, und eine tiefgreifende Transformation seines rechtlichen Status sowie seiner Verwaltung wurde notwendig: Aus einer Struktur, die eine einzige Krankheit behandelte, wurde das Sanatorium zu einem allgemeinen Krankenhaus, das darauf abzielte, den Bürgern eine hochwertige Gesundheitsversorgung zu bieten.

Im Jahr 1970 schließlich, während die Anzahl der Tuberkulosepatienten erheblich abnahm und die Anzahl derjenigen mit Ateminsuffizienz zunahm, wurde eine neue Station mit 50 Betten eröffnet. Es folgten eine spezialisierte Einheit für Diabetiker und eine für Alkoholiker. 1971 wurde das INPS-Sanatorium (INPS = Italiens nationale Sozialversicherungsanstalt) „Villaggio Morelli" in ein multizonales Präsidium umgewandelt, das unter der Region Lombardei operierte. Die Geschichte des Sanatoriums veranschaulicht die Sozialgeschichte einer einst chronischen Krankheit, die dank Fortschritten im medizinischen Wissen als Infektionskrankheit identifiziert wurde. Das Sanatorium entwickelte sich von einem Krankenhaus, in dem chronisch Kranke lebten, bis sie starben, zu einem modernen Behandlungszentrum.

Die Transformation, die die Tuberkulose durchgemacht hat, betraf auch die Einrichtungen, in denen sie behandelt wurde. Von einer chronischen, oft unheilbaren und behindernden Krankheit mit einer starken kulturellen Konnotation, nämlich der einer unheilbaren, zum Tode führenden Erkrankung, verwandelte sich die Tuberkulose zu einer Infektionskrankheit, von der man dank einer pharmakologischen Therapie vollständig genesen kann. In der sogenannten entwickelten Welt ist die pharmakologische Behandlung von Tuberkulose für jeden erreichbar. Heute hat sich ihre Behandlung vollständig verändert.

Wenn wir das größere Szenario betrachten, können wir beobachten, was in anderen Teilen der Welt passiert. Eine der revolutionärsten öffentlichen Gesundheitsstrategien zur Bekämpfung der Tuberkulose, die von der WHO als die revolutionärste in Bezug auf gerettete Leben beschrieben wird, ist die sogenannte DOTS (Directly Observed Treatment Short-Course). Um diese Art von Therapie umzusetzen, müssen Gesundheitspolitiken, die von einer politischen Vision geleitet werden, Kliniken mit effizienter mikrobiologischer Ausrüstung zur Verfügung stellen, wo Ärzte und Pflegepersonal – wenn möglich aus dem lokalen nationalen Gesundheitssystem – Medikamente direkt verabreichen können. Die Medikamente sollten vor dem medizinischen Personal geschluckt werden. In diesem Zusammenhang muss die Verfügbarkeit von Medikamenten gewährleistet sein. Die Weltbank hat erklärt, dass dies eine der kosteneffektivsten Gesundheitsinterventionen ist, die jemals durchgeführt wurden. Die DOTS-Strategie ist in 95 % der Fälle wirksam und verhindert multiresistente Tuberkulose.

Tuberkulose ist auch heute noch eine Krankheit, die mit Armut und Hunger in der Welt in Verbindung gebracht wird; sehr häufig tritt sie als Komplikation von AIDS auf. Die Behandlung hat sich in einigen Fällen aufgrund des Auftretens multiresistenter Stämme und weil die Behandlung aus verschiedenen Gründen nicht immer abgeschlossen wird, verkompliziert: Armut, Unfähigkeit, Zugang zu Antibiotika zu bekommen, Nichtbefolgung der Therapie aufgrund von Drogenmissbrauch oder Obdachlosigkeit, Nichtbefolgung aufgrund von Informationsmangel oder anderen Gründen, der Glaube, dass Medikamente schädlich sind und dass der menschliche Körper sich selbst heilt. Die DOTS-Strategie ist ein einfacher und kostengünstiger Ausweg; sie erfordert keine Art von Krankenhausaufenthalt – undenkbar in Ländern mit wenigen Ressourcen.

Die romantische Idealisierung der Krankheit während des 19. Jahrhunderts, die sich nun verändert hat, zeichnete ein ganz anderes Bild. Sanatorien wurden als verzauberte Orte in geheimnisvollen Gebirgsregionen gesehen. Die Poesie half, eine Aura der Erhabenheit um die Krankheit zu schaffen, wie die Verse des Dichters Sergio Corazzini (1886–1906), der an Tuberkulose starb, bezeugen:

> „Oh, ich bin wirklich krank!
> Und ich sterbe, ein bisschen, jeden Tag.
> Sie sehen: wie alle Dinge.
> Doch deshalb bin ich kein Dichter:
> Ich weiß, dass man, um Dichter genannt zu werden, besser
> ein ganz anderes Leben führen sollte!
> Ich weiß nichts, mein Gott, außer wie man stirbt.
> Amen."

Die Vorstellung von Tuberkulose hat einen tiefgreifenden Eindruck auf die kulturelle Identität der sogenannten entwickelten Länder hinterlassen. Es gab viele Fantasien um die Tuberkulose, die sie als Krankheit des Todes und der Auszehrung beschrieben, manchmal mit chronisch schleichendem Verlauf und auch mit dramatischen Blutstürzen, die zu einem raschen Ende führten. Ihre bedrohliche Aura wurde im 20. Jahrhundert durch die von Krebs ersetzt. Dies ist die Entwicklung, die

Susan Sontag in ihrem bekannten Essay *Krankheit als Metapher* brillant beschrieben hat [2]. Was die Tuberkulose einst repräsentierte, kann nun auf Krebs angewendet werden. Die Autorin warnt uns vor metaphorischem Denken: „Die Metaphern und Mythen, davon war ich überzeugt, töten. (Zum Beispiel machen sie die Menschen irrational ängstlich vor effektiven Maßnahmen wie Chemotherapie und fördern den Glauben an völlig nutzlose Heilmittel wie Diäten und Psychotherapie)". So schrieb sie 1979. Und doch kämpfen wir heute noch mit der Vorstellung, dass Krankheit ein persönliches Versagen ist.

Leider ist Tuberkulose immer noch eine Bedrohung für den größten Teil der Weltbevölkerung. Sanatorien sind verschwunden, nachdem sie einen wertvollen Dienst zur Eindämmung der Krankheit geleistet haben. Aber der Kampf gegen diese Krankheit auf der ganzen Welt steht immer noch auf unserer Agenda. In der Zwischenzeit wurden viele Sanatorien in unserer Hemisphäre in Kliniken für Atemwegserkrankungen umgewandelt. Dies ist in der Schweiz, Deutschland und in anderen Teilen Europas geschehen. Die Geschichte des Forlanini-Krankenhauses in Rom hat auch einen symbolischen Wert, der für unsere Geschichte relevant ist (Abb. 6.2).

Das Krankenhaus Forlanini wurde nach Carlo Forlanini (1847–1918) benannt, der den künstlichen Pneumothorax erfunden hat. Es war eines der größten Krankenhäuser für Atemwegserkrankungen in Europa, mit Stationen für infektiöse Lungenerkrankungen wie Tuberkulose und dann Stationen für Lungenonkologie. Die Tuberkulosebehandlung wurde in einigen Stationen im Laufe der Jahre durch die

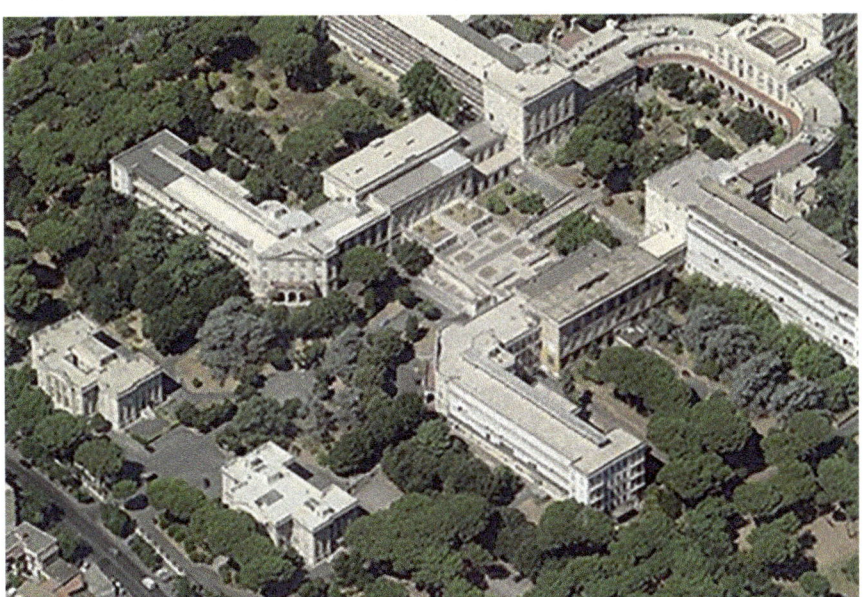

Abb. 6.2 Das Forlanini-Krankenhaus in Rom, vernachlässigt und verlassen, wird noch als Filmkulisse genutzt. (Credit: Foto von Antonello Anappo. Wiedergegeben von Arvaliastoria.it http://www.arvaliastoria.it/public/005045.jpg, Creative Commons BY-NC-SA Italia 3.0)

Tumorbehandlung ersetzt, fast genau nach dem metaphorischen Wechsel, den Susan Sontag vorgeschlagen hat. Die Stationen, die einst auf Balkone hinausgingen, wo hochkalorische Diäten und totale Ruhe für Geist und Körper verschrieben wurden, wurden diagnostische und Chemotherapie-Stationen für Lungenkrebs. In den 1980er- und 1990er-Jahren erforderte die Chemotherapie noch einen Krankenhausaufenthalt, der etwa 10–15 Tage dauerte. Auch diese Ära ist vorbei. So wurde das Forlanini-Krankenhaus in Rom, einmal eine Einrichtung mit einem schönen Theater und sechs Küchen, endgültig nach 81 Jahren, im Jahr 2015, geschlossen. Doch wurde es an den Vatikanstaat verkauft und im Jahr 2030 soll das größte römische Kinderkrankenhaus dorthin umziehen und die Struktur zu neuem Leben erwecken. Heute in Italien – wie auch in Europa – ist es sehr unwahrscheinlich, dass ein chronisch kranker Patient in ein öffentliches Krankenhaus aufgenommen wird, ohne eine akute Erkrankung vorzuweisen, die eine Krankenhausaufnahme erfordert. Selbst private Kliniken für die Wohlhabenden ziehen es vor, Patienten aufzunehmen, die eine chirurgische Behandlung benötigen, weil sie lukrativer ist. Chronisch kranke Patienten müssen Intensivpatienten werden oder Geräte oder Medikamente benötigen, die nur in Krankenhäusern zu finden sind. Sie können einen Rehabilitationszyklus benötigen, vorausgesetzt, es handelt sich um eine hochintensive Rehabilitation, die eine Krankenhausaufnahme rechtfertigt.

Wie oft träumen Patienten davon, sich ausruhen zu können, gepflegt zu werden, von der Last befreit zu werden, an alles selbst denken zu müssen, ihren Familien eine Pause zu gönnen, vielleicht in einem Zimmer mit einem Balkon und einer Aussicht, genau wie in den alten Sanatorien? Wie oft träumen sie von einem schönen Ort, umgeben von Natur, wo jeder jeden kennt? Früher zu Tuberkulosezeiten wurden die Menschen jahrelang ins Sanatorium eingewiesen, sie verliebten sich und heirateten. Heute können wir die Effizienz der modernen Medizin schätzen und die Tatsache, dass niemand mit Tuberkulose für so lange Zeit von der Welt abgeschnitten ist.

Dennoch gibt es eine gewisse Nostalgie nach der langsamen, sicheren Welt der Lungenheilstädte, die nun endgültig verloren ist.

Literatur

1. Rossattini S. Un villaggio straordinario. Bergamo: Litostampa Istituto Grafico; 2002.
2. Sontag S. Illness as metaphor. New York: Farrar, Straus and Giroux; 1978.

Das Spektrum der Einrichtungen, das durch die Covid-19-Pandemie durcheinandergebracht wurde

7

Es gibt viele Fragen rund um die Pflege: *Wer* soll sie in Anspruch nehmen? *Wer* sollte sie anbieten? Die Öffentlichkeit – der nationale Gesundheitsdienst – oder der private Sektor? *Was* ist qualitativ hochwertige Pflege? *Wann* sollte die Pflege beginnen und wann sollte sie aufhören? All diese Fragen sind miteinander verflochten und bilden zusammen ein Universum, das wir als Ethik der Pflege bezeichnen könnten. Es hat auch mit Spiritualität zu tun. Die Frage, *wo* die Pflege stattfindet, mag als nachrangig erscheinen. Doch die verschiedenen Einstellungen beeinflussen und bedingen tiefgreifend diese Fragen. Orte bestimmen, ob und welche Art von Pflege bereitgestellt wird, ihre Protagonisten die Art und Weise, wie sie durchgeführt wird. Pflege ist einzigartig, wie Licht; aber die Orte, an denen sie stattfindet, zerlegen sie in ein Spektrum verschiedener Farben.

Im Allgemeinen ist der Ort der Gesundheitsfürsorge die Stadt, d. h. unsere Gesellschaft. Tatsächlich ist der Ausschluss vom Zusammenleben eine der radikalsten Formen der Entbehrung in der Pflege. Menschen werden aus verschiedenen Gründen ausgeschlossen: Armut – wo die Möglichkeit, Behandlung zu erhalten, mit dem Einkommen verbunden ist –, Rassendiskriminierung, Vorurteile und Ideologie („Unsere Leute kommen zuerst" usw.). Der sozialen Solidarität beraubt, werden die Kranken und Gebrechlichen ihrem Schicksal überlassen.

Die Geschichte *Der Aussätzige der Stadt Aosta* von Xavier de Maistre [1] ist eine sehr starke symbolische Darstellung davon. Die Erzählung dreht sich um etwas, das de Maistre tatsächlich passiert ist, als er Offizier in der napoleonischen Armee war. Als er durch die Stadt Aosta reiste, bemerkte er einen gepflegten Garten mit einem Turm in der Mitte: „Der Turm des Schreckens" wurde er genannt. Als er gerade eintreten wollte, wurde er am Eingang von einem Mann angehalten, der ihn warnte, nicht einzutreten. Der Mann war ein Aussätziger: Er lebte im Turm, isoliert, zusammen mit seiner Schwester, bevor sie starb – sie war auch krank. Die Stadt versorgte ihn regelmäßig mit Essen; ansonsten wurde er in völliger Isolation gehalten. Der Aussätzige sagte zum Besucher:

D. Rinnenburger, *Chronische Erkrankungen*, https://doi.org/10.1007/978-3-031-68960-4_7

„Manchmal erscheinen sogar die Kinder aus der Stadt an meinem Gartentor und ich klettere
sofort in meinen Turm hinauf, aus Angst, ich könnte sie erschrecken oder ihnen Schaden
zufügen. Von meinem Fenster aus beobachte ich, wie sie herumtollen und einige meiner
Blumen mitnehmen. Wenn sie gehen, schauen sie zu mir hoch: Guten Tag, Aussätziger,
sagen sie zu mir lachend, und das erheitert mich ein wenig."

Er ist völlig einsam. „Wir sind in einer Stadt, und doch könnte man meinen, wir
wären in der Wildnis", bemerkt der Offizier. „Einsamkeit findet man nicht immer
mitten im Wald oder unter den Felsen. Der unglückliche Mensch ist überall allein",
antwortet der Gast im Turm. Der Offizier würde gerne seine Hand schütteln, aber
der kranke Mann rät ihm davon ab: „Es wäre das erste Mal, dass mir ein solches Vergnügen gewährt wird. Ich habe noch nie jemandem die Hand geschüttelt."

Nach diesem kurzen Dialog, in dem der Aussätzige gesteht, wie einsam er sich
fühlt und sagt, sein einziger Trost sei die religiöse Resignation, verabschieden sich
die beiden Männer. Der Offizier hofft, dass sie in Kontakt bleiben könnten, vielleicht könnten sie sich schreiben. Der Aussätzige – der nie seinen Namen sagt, im
Laufe der Geschichte verwendet er nur den Namen seiner Krankheit, Lepra – lehnt ab.

„Warum sollte ich versuchen, mich selbst zu täuschen? Ich sollte keine Gesellschaft haben
außer meiner eigenen, keinen Freund außer Gott. Wir werden uns in Ihm wiedersehen. Auf
Wiedersehen, großzügiger Fremder, mögest du Glück finden … Auf Wiedersehen für
immer! Der Reisende ging. Der Aussätzige schloss das Tor und verriegelte es."

Es ist eine bemerkenswerte literarische Darstellung der Ausgrenzung eines Kranken aus der Gesellschaft, vollständig internalisiert durch den Kranken selbst. Sie hat
eine Spur in der realen Welt hinterlassen: Der Turm in Aosta, umbenannt in „Der
Aussätzigen-Turm", existiert noch. Eine weitere Metapher für soziales Zusammenleben, das jemanden ausschließt, findet sich in Dino Buzzatis dystopischer Erzählung *Cacciatori di vecchi* (Jäger der alten Männer) [2]. In diesem Fall ist es nicht die
Sorge um die Hygiene, die den Ausschluss vom Zusammenleben bestimmt, sondern
das Recht auf Staatsbürgerschaft, das nur den Jungen vorbehalten ist. Die Stadt in
der Erzählung wird nur von Menschen bewohnt, die jung, gesund und leistungsfä-
hig sind; die Alten haben keinen Platz in dieser idealen Gesellschaft. Nicht nur das,
sie werden nachts von Banden junger Menschen gejagt:

„Zu der Zeit dachten Männer über 40 zweimal nach, bevor sie ihr Gesicht mitten in der
Nacht zeigten. Die neuen Generationen verachteten die Alten absolut. Enkelkinder hegten
dunkle Ressentiments gegen ihre Großeltern, Kinder gegen ihre Väter. Was mehr ist, sie
hatten so etwas wie Clubs, Unternehmen, Sekten gebildet, beherrscht von einem wilden
Hass auf die Älteren, als ob die Älteren für ihre Unzufriedenheit, Melancholie, Enttäuschung, ihr Unglück, so typisch, überall für die Jugend verantwortlich wären. Nachts tobten
diese Banden, besonders in den Vororten, und jagten die alten Leute."

„Die alten Männer, erschreckt durch diesen Aufruhr, beteiligten sich auch, um sich ein Alibi
zu verschaffen, um den Jungen zu zeigen – obwohl es nutzlos war –, dass sie, obwohl sie 50
oder 60 Jahre alt waren, noch über einen jungen Geist verfügten, mit dem sie die Bestrebungen und die Angst der neuen Rekruten teilten. Es war eine Illusion: Sie konnten
sagen, was sie wollten, die Jungen waren immer noch gegen sie, die Jungen fühlten, dass sie
die Herren der Welt waren, und sie forderten, wie es dem Recht entsprach war, die Herr-
schaft, die bisher von den Patriarchen gehalten wurde. ‚Alter ist eine Sünde' war ihr Slogan."

Die albtraumhafte und gewalttätige Gesellschaft, die diejenigen ausschließt, die nicht als würdig der Fürsorge angesehen werden, steht auch im Mittelpunkt eines visionären Romans von Cormac Mc Carty, *Kein Land für alte Männer* [3]. In der realen Welt ist der Ausschluss aus der Gesellschaft nicht so extrem wie der, der in diesen symbolischen Erzählungen dargestellt wird. Menschen, die als der Behandlung unwürdig angesehen werden, werden nicht in Türmen eingesperrt; jedoch ist die Einsamkeit, zu der sie verurteilt sind, nicht weniger real. Manchmal tauchen sie in den Nachrichten auf: Wir hören von Menschen, die in einem Zustand der Verlassenheit in ihren Häusern sterben und deren Körper erst einige Zeit später gefunden werden. Ganz zu schweigen von den Obdachlosen, die bis zum Ende ihres Lebens auf Gehwegen vegetieren. Die Alten und die chronisch Kranken: Sie werden nicht gejagt, aber sie sind dennoch gezwungen, am Rande einer Gesellschaft zu leben, die sich als ewig jung darstellt. Der Groll, den diese Individuen hervorrufen, ähnelt sehr dem, den die Literatur sich ausgedacht hat. Negative Utopien beunruhigen uns. Wir sollten unsere Energien darauf verwenden, sie früh zu erkennen und so nicht zur Realität werden zu lassen.

Es gab eine Sache, bei der wir uns sicher waren, trotz dieser imaginären Szenarien: Wenn eine Krankheit uns angreift, haben wir einen sicheren Ort, um sie zu bekämpfen. Ein Ort, an dem die besten therapeutischen Fähigkeiten konzentriert sind: Krankenhäuser. Sie sind zu „befestigten Zitadellen der Gesundheit" geworden, nach der Geburt eines klinisch wissenschaftlichen Ansatzes, exemplarisch beschrieben von Michel Foucault in *Die Geburt der Klinik* [4]. Traditionell waren Krankenhäuser Orte der Nächstenliebe für die Armen und die Marginalisierten, als die Medizin sehr wenig tun konnte, um die Gesundheit der Menschen wiederherzustellen. In der modernen Zeit wurden Krankenhäuser zu Gesundheitsfabriken ausgestattet, um „Normalität" wiederherzustellen, indem sie Menschen behandelten, die durch Krankheit von der Norm abwichen. Der Betrieb dieser Maschine erforderte Regeln. Die wichtigste dieser Regeln könnten wir „Prinzip der Drehtür" nennen: Drinnen sind die Kranken, draußen die Gesunden; und wenn ein Kranker geheilt ist, dreht sich die Tür und entlässt die Person zurück in die Welt der Gesunden. Die Kranken werden den professionellen Heilern übergeben, und besucht sie nur in den wenigen Stunden, in denen es erlaubt ist. Die Familie des Kranken ist ausgeschlossen (oder tritt sehr leise ein). Der Raum für die Behandlung ist streng reguliert; die Patienten fühlen sich meist auf das Krankenhaus beschränkt, in das sie eingeliefert wurden.

Einige soziale Veränderungen haben stattgefunden, die dieses Modell leicht verbessert haben. Wir müssen nur an die Errungenschaften derjenigen denken, die für die Rechte der Kranken gekämpft haben, an die Charta der Bürgerrechte, die auf Krankheitssituationen anwendbar ist. Die erste feierliche Proklamation fand in Rom, im Rathaus, am 14. Juni 1980, dank der Initiative des Gerichts für Patientenrechte statt. Seitdem gibt es eine immer stärkere Forderung, sich von den Modellen der Gefangenschaft der Vergangenheit zu lösen, die von der „Krankenhaus-Maschine" übernommen wurden. Bis hin zur Infragestellung sogar der Bereiche des Krankenhauses, die durch die höchsten Schließungsgrade gekennzeichnet sind, nämlich die Intensivstationen.

Der Ausschluss von Familienmitgliedern und Besuchern erfolgt angeblich aus Gründen der Hygiene und Sicherheit – und zielt daher auf den Schutz der Kranken ab. Diese Gründe sind jedoch aus epidemiologischer Sicht inkonsistent, zumindest waren sie das, bevor Covid-19 unser Leben veränderte. Multiresistente Krankenhauskeime wurden meist durch das Krankenhauspersonal und nicht durch die in Schutzkleidung gehüllten Besucher übertragen Das Ergebnis dieser Formen der Isolation ist die totale Entbehrung von vorteilhaften Kontakten für diejenigen, die die Behandlung auf der Intensivstation überstehen müssen, sowie Frustration und Angst für die Familienmitglieder.

Eine jüngste Stellungnahme gegen Krankenhäuser, die als „Heilmaschinen" organisiert sind, findet sich in einem Buch von Salvatore Iaconesi, *La Cura* (Die Pflege) [5], in dem der Autor seine eigene Erfahrung schildert. Der Schriftsteller prangert einen Zustand an, den er als den einer „Geisel" beschreibt: „Ich bin Patient XYZ, der darauf wartet, in der Produktionslinie an die Reihe zu kommen." Er erzählt seine Geschichte und ist sehr kritisch gegenüber dieser Logik. Er spricht mit Menschen im Internet und erkennt, dass es ein größeres Ziel zu erreichen gilt als nur eine technische Heilung für die Pathologie, an der er leidet: Er will die Rolle der Patienten verändern, die dazu neigen, durch die Krankenhausroutine entpersonalisiert zu werden. Symbolisch gesehen geht es um eine ganzheitliche fürsorgliche Behandlung. Seine Kritik an den Prozessen des biologischen Reduktionismus, der Enteignung des Körpers und der Entpersonalisierung, die durch die Organisation der Krankenhausbehandlungen verursacht werden, entwickelte sich im Namen der „Humanisierung". Trotz der Mehrdeutigkeiten vieler Programme, die diesen Begriff verwenden, um zu beschreiben, was sie tun, ist die grundlegende Absicht klar: selbst die effektivste Behandlung, die in ausgezeichneten Krankenhausstrukturen zu finden ist, ist nicht solche, wenn sie nicht auch zur Fürsorge wird. Tatsächlich besteht die Hauptrolle der Humanisierungsprozesse darin, dem Kranken die Rolle des Protagonisten im Heilungsprozess wieder zuzuweisen.

Die Drehtür des Krankenhauses dreht sich wieder und … wer drinnen war, ist draußen. Geheilt? Sagen wir halb geheilt. Vielleicht war das in der Vergangenheit das Szenario, tatsächlich ist das heute nicht mehr der Fall. Krankenhäuser sind zunehmend darauf ausgelegt, akute Probleme zu lösen. Sobald der kritische Moment vorbei ist und der strategische Eingriff durchgeführt wurde, werden die Patienten entlassen (auch wenn ihr Gesundheitszustand nicht mehr der ist, der er vorher war …). Im Einklang mit neuen epidemiologischen Profilen, die die absolute Prävalenz von chronisch degenerativen Krankheiten aufzeichnen, werden Krankenhäuser nicht mehr als Orte konzipiert, an denen Patienten verbleiben, bis ihre Gesundheit vollständig wiederhergestellt ist. Auch die Vergütungskriterien, die nicht mehr auf der Grundlage der Anzahl der Krankenhaustage, sondern auf der Grundlage der Art der erbrachten Leistungen berechnet werden, unabhängig von den eingesetzten Ressourcen – dies sind die Kriterien der Diagnosis Related Groups, die auch vom italienischen Gesundheitssystem übernommen und angewendet werden – fördern eine frühe Entlassung. Deshalb finden sich Patienten sehr schnell in der Obhut ihrer Familien wieder.

In Wohlfahrtsstaaten sollen Familien irgendwo im Hintergrund sein, mit einem öffentlichen System, das die Pflege und Behandlung übernimmt. Aber wenn Wohlfahrtsstaaten schrumpfen, werden Familien – unabhängig von ihrer Wahl – aufgefordert, die Pflege und Behandlung ihrer Angehörigen in die Hand zu nehmen.

In einer Gesellschaft, die aber auch aus immer mehr schrumpfenden Familien besteht, mit einem demografischen Profil von Menschen, die immer älter, gebrechlicher sind und an mehreren Krankheiten leiden, kann die Pflegebelastung übermäßig werden. Sie steht nicht mehr im Verhältnis zu den Ressourcen unserer Gesellschaft, einer Struktur, die wohlwollend als „von der Natur selbst angebotener Wohlfahrtsstaat" betrachtet wird. Die Überlebensbedingungen der chronisch Kranken, die jahrelang andauern können – man denke nur an das, was es bedeutet, eine Person mit Alzheimer oder multipler Sklerose über viele Jahre hinweg zu betreuen –, erzeugen Spannungen und Konflikte. Ganz zu schweigen von der wirtschaftlichen Belastung, die Familien oft in die Armut treibt. Selbst die großzügigsten Familienmitglieder sind von einer solchen Aufgabe überfordert, die ihre Mittel übersteigt.

In diesem Szenario hat die Figur des Betreuers oder der für die Pflege verantwortlichen Person innerhalb der Familie eine zentrale Rolle eingenommen. Oft ist es eine Frau. Zudem ist sie mit einem Phänomen verbunden, das wir etwas polemisch als „Schlafzimmeremigration" bezeichnen könnten: Ältere mehr oder weniger pflegebedürftige (meist) Herren leben in Italien mit ausländischen oft aus Rumänien, Moldawien oder den Philippinen kommenden Betreuungspersonen zusammen, die Verbindung wird enger, manchmal kommt es zur Eheschließung, was meist nicht wenige Konflikte in der Familie hervorbeschwört, sehr effektiv beschrieben von Franco Arminio [6]. Ein weiterer Roman, der die negativen Auswirkungen, die diese Pflegearbeit in den Haushalten verursacht, beschreibt ist: *Orfani bianchi* (Weiße Waisen) von Antonio Manzini [7]. Die „weißen Waisen", auf die der Titel sich bezieht, sind die Kinder, die ausländische Pflegekräfte gezwungenermaßen in ihrem Herkunftsland zurückzulassen: bei Großmüttern, wenn es möglich ist, oder in Kinderheimen. Die Protagonistin des Romans ist eine rumänische Pflegerin, die eine alte Dame in einem reichen Viertel von Rom betreut. In einem Brief an ihren Sohn, den sie zu Hause gelassen hat, beschreibt sie ein sehr düsteres Bild: „Hier in Italien leben die Menschen für sich. Sie haben alles, aber sie lächeln kaum, sie sind nicht glücklich. Deshalb tut mir Frau Olivia so leid. Sie haben sie hier bei mir gelassen, einer Fremden aus einem weit entfernten Ort. Und wenn ihre Zeit kommt, werde ich vielleicht die einzige Person sein, die anwesend ist, eine Fremde, die nur deshalb an ihrer Seite ist, weil sie bezahlt wird." Aber es geschieht schlimmer als erwartet. Eines Tages wird die Pflegerin vom Sohn der Dame gerufen, der ihr sagt, sie sei entlassen: „Wir müssen das Haus verkaufen. Wir brauchen das Geld." „Wo geht Frau Olivia hin?", fragte ich ihn. „Es gibt ein Pflegeheim. Wir werden sie dorthin bringen. Mama versteht sowieso nichts."

Und so wird, wenn die Zeit kommt, niemand bei der alten Dame sein, nicht einmal ihre Pflegerin. Der Vorwurf, den der Roman erhebt, indem er die Familie beschuldigt, darf und muss nicht verallgemeinert werden. Familien sind nicht nur Egoismus und Verlassenheit. Sie sind auch der Ort, an dem bewundernswerte Beispiele für Hingabe gefunden werden können. Sollten wir alte Menschen in Pflegeheimen unterbringen oder sollten wir sie zu Hause behalten? Dieses Dilemma beinhaltet tiefe moralische Konflikte. Kulturelle Gründe spielen auch eine wichtige Rolle. In einigen Kontexten wäre es undenkbar, die pflegebedürftige Person nicht bis zum allerletzten Moment zu Hause zu behalten. Allerdings kann Pflege nicht mit Heldentum gleichgesetzt werden. Ohne Unterstützung werden selbst die Stärksten überfordert sein.

Die durch die Chronizität aufgeworfene Notlage erfordert eine Umverteilung der sozialen Investitionen in die Pflege und eine Änderung des auf das Krankenhaus zentrierten Modells der Akutversorgung. Die Unterstützung der ambulanten Gesundheitsversorgung muss neu konzipiert werden, indem die effektive Präsenz von Gesundheitspersonal in den Haushalten gefördert wird. Spiritualität muss mit sozialen Politiken durchdrungen sein, wenn sie nicht auf eine Reihe von leeren Worten reduziert werden soll. Familien dürfen nicht allein gelassen werden, die häusliche Pflege muss auch finanziell gefördert werden, denn es reicht nicht aus, Familien dazu zu ermutigen, sich um ihre schwächsten Mitglieder zu kümmern.

Wir haben von einem weiteren Ort der Pflege in *Orfani bianchi* erfahren: An einem bestimmten Punkt entscheiden sich die Familienmitglieder, die alte Frau von ihrer Pflegerin wegzunehmen und sie in ein Pflegeheim zu schicken.

Für viele Menschen in unserer Gesellschaft ist dies ein fast sicheres Ziel. Der Pflegeverlauf führt aus verschiedenen Gründen zu diesem Ort: weil die Familie nicht mehr in der Lage ist, für die Person zu sorgen, oder weil es die Wahl der älteren Menschen selbst ist.

Diese Pflegeheime – in Italien werden sie als betreute Gesundheitsresidenzen bezeichnet und ihr Akronym ist RSA (Residenza Sanitaria Anziani) – haben eine lange Geschichte, und im Laufe der Zeit haben sich verschiedene Merkmale durchgesetzt. Anfangs, in der Übergangszeit zwischen dem 19. und dem 20. Jahrhundert, war ihre Hauptfunktion die soziale „Hygiene". Zur Zeit der Gründung des Pio Albergo Trivulzio in Mailand war es das Ziel, „die Straßen von den armen und alten Bettlern zu säubern". Das Wohlfahrtssystem führte dazu, zugunsten einer älteren Bevölkerung zu intervenieren, die nun nicht mehr in der Lage war, sich selbstständig zu versorgen. (Die gleiche Struktur wurde während der Covid-19-Pandemie in Mailand traurig berühmt und wird beschuldigt, ihre Gäste nicht ausreichend geschützt zu haben, von denen viele alleine starben). Wie Paolo Mantegazza in *Elogio della vecchiaia* (Lob des Alters) [8], geschrieben im Jahr 1895, beschreibt, war es das Ziel sicherzustellen, dass es in allen zivilisierten Ländern „Hospize für die armen alten Menschen, die nicht mehr arbeiten können, geben muss, damit sie ein Bett und Brot haben, um nicht zu verhungern". Die sozial orientierte Malerei der Zeit zeigt, wie diese Strukturen tatsächlich aussahen. Es gibt ein denkwürdiges Gemälde von Angelo Morbelli mit dem Titel *Giornata di festa al Pio Albergo Trivulzio* (Ein Feiertag im Pio Albergo Trivulzio) (1895), das im Musée d'Orsay in Paris ausgestellt ist: Vier alte Männer sitzen auf schäbigen Holzbänken, es gibt keinen Austausch zwischen ihnen oder mit der Umgebung, sie vegetieren, warten darauf, dass der Feiertag, der irgendwo anders stattfindet, vorbei ist. Durch die Darstellung der Unterwelt der Stadt prangerte die soziale Malerei die Randbedingung der älteren Menschen, ihre Ausgrenzung aus dem aktiven Leben, die Entfremdung von familiären Zuneigungen, den Mangel an Motivation zum Leben an. Mit einigen bedauerlichen Ausnahmen sind die heutigen betreuten Gesundheitseinrichtungen nicht so. Es hat eine Abkehr von Hospizen gegeben, die sich auch in ihrem Namen widerspiegelt, hin zu Pflegeheimen. Ihre Namen sind meist beruhigend: „Villa serena" (heitere Villa), „Casa La Quiete" (Haus der Ruhe) usw. Allerdings sind diese Einrichtungen, obwohl sie eine moderne Organisation haben, mit alten Problemen belastet. Selbst wenn die Modelle von Altersheimen oder betreuten Wohnanlagen sehr unterschiedlich sein können: Sie reichen von Fünf-Sterne-Einrichtungen, die wir in vielen Orten in den Vereinigten Staaten und in Europa sehen, bis hin zu Heimen, die das absolute Minimum garantieren, je nach den finanziellen Möglichkeiten.

Das Wesentliche ist, dass der Verlust des eigenen Zuhauses viel mehr bedeutet, als einfach nur umzuziehen. Es ist eher eine Auswanderung (wir können an die komplexe Bedeutung des deutschen Wortes *Heimat* denken, das mehr als nur das Gefühl von „Zuhause" vermittelt, es ist ein totalisierendes emotionales Bezugssystem). Die Institutionalisierung führt oft zu erniedrigendem Verhalten. Das grundlegende Engagement der Betreuer sollte es sein, das Selbstwertgefühl ihrer Bewohner zu schützen. Im positiven Sinne konzentrieren sich die Energien der Pflege auf die Idee, dass sich das Bild dieser Einrichtungen inzwischen verändert hat: von „Altenheimen" sind diese Einrichtungen oft zu echten Krankenhäusern für Patienten mit mehreren chronischen Krankheiten geworden, Orte, an denen sie eine angemessene Pflege und Behandlung erhalten müssen, die Krankenhäuser nicht mehr anbieten können. Tatsächlich verbringen die älteren Menschen, die in diesen Einrichtungen leben, oft den Rest ihres Lebens dort, und die Einrichtung übernimmt am Lebensende die Rolle eines Hospizes Das Ziel der Pflege muss daher sein, das Lebensende zu individualisieren.

Im Italienischen ist *ospizio* ein Altersheim für ältere Menschen. Heute wird im Italienischen das englische Wort „hospice" verwendet, um das Hospiz im Sinne von Cicely Saunders zu charakterisieren, die ein kulturelles und organisatorisches Modell entwickelt hat, das einen echten Wandel bewirkte. In kurzer Zeit sind Hospize zu dem Ort geworden, an dem das ehrgeizigste Pflegeprojekt getestet wird: ein Projekt, das die Kranken nicht aufgibt, wenn die von der medizinischen Wissenschaft zur Verfügung gestellten Behandlungen alles getan haben, was sie können, sondern das sich um sie kümmert und es einem sterbenden Menschen ermöglicht, sein Leben mit einem Gefühl der Fülle zu beenden. Offensichtlich bedeutet dies, dass ein Hospiz nicht als Ort konzipiert ist, um verworfene Existenzen einzusperren, wie im Mailand des 19. Jahrhunderts, sondern als ein guter Ort zum Sterben.

Die Pflege in einem Hospiz ist immer palliativ, die Schmerztherapie steht im Mittelpunkt, zusammen mit der Symptomkontrolle. Außerdem werden alle notwendigen Maßnahmen ergriffen, um den Moment des Sterbens weniger traumatisch zu gestalten. Und so geben Hospize der Spiritualität einen wichtgen Raum. Es gibt Hospize, die die spirituelle Dimension so sehr hervorgehoben haben, dass sie zu ihrem Hauptmerkmal geworden ist. Es geht nicht nur darum, religiöse Seelsorge anzubieten, die respektvoll gegenüber verschiedenen Religionen und Bekenntnissen ist. Im Allgemeinen bevorzugen Hospize alles, was als zur Sphäre der Spiritualität gehörend definiert werden kann, in einem weiten und inklusiven Sinne. Diese Orte fördern die Schau nach innen, die Kontemplation. Sie fördern die Integration der verschiedenen Elemente, die ein Leben ausmachen (es kann darum gehen, zerbrochene Vasen mit Gold zu reparieren, sozusagen nach den Lehren der alten japanischen Kunst des *kintsugi*). Für die, die es wünschen, geht es darum, die Transformation zu fördern, die wir Erfüllung nennen können.

Es gibt eine Sache, die bemerkenswert ist: In vielen Hospizen gibt es Gästebücher, in denen Bewohner, ihre Freunde und Familien ihre Eindrücke aufschreiben können. Beim Durchblättern dieser Notizen fällt auf, wie viele dieser Kommentare einen gemeinsamen Punkt haben: Selbst Menschen, die an vielen verschiedenen Orten waren, wo ausgezeichnete medizinische Versorgung geboten wird, geben zu, dass sie hier endlich einen Ort der umfassenden, heute würde man sagen holistischen Pflege und Behandlung gefunden haben.

Wir hatten Vertrauen und fühlten uns meist wohl an den Orten, wo Behandlungen angeboten wurden, sie waren gut organisiert und koordiniert. Wir haben uns ein wenig über die überfüllten Notaufnahmen beschwert, über die Tatsache, dass es weniger Betten als früher gab, über die Wartelisten für die Rehabilitation und für die Diagnostik; aber wir wussten, dass wir unterstützt würden, wenn etwas Wichtiges passierte. Wir waren in Italien, das laut der Weltgesundheitsorganisation (WHO) den zweiten Platz in der Rangliste deröffentlichen Gesundheitsdienste belegt. Ein Land, das seit über 40 Jahren eine nationale Gesundheitsversorgung hat, der das Recht auf Gesundheit als ein grundlegendes Recht übersetzt, das von der Verfassung vorgesehen ist, mit universeller Deckung. Ein Gesundheitsdienst, der sich auf hervorragende Chirurgen und Intensivstationen mit modernster Technologie verlassen konnte sowie auf renommierte Forschungsinstitute. Alles stand jedem zur Verfügung, vielleicht nicht sofort, aber es war da.

Natürlich lasen wir auch über Krankenhausinfektionen – Italien hat in dieser Hinsicht einen traurigen Rekord. Zu viele Antibiotika wurden verschrieben und Pläne zu ihrer Reduzierung – stark unterstützt von der Slow-Medicine-Bewegung mit Projekten, die dem Weniger-ist-mehr-Prinzip folgen – waren schwer in die Tat umzusetzen. Aber im Großen und Ganzen waren wir zufrieden. Unter den Verbesserungsprojekten gab es auch einige, die darauf abzielten, Intensivstationen für Besuche rund um die Uhr zu öffnen. Wir wollten die narrative Medizin als grundlegende Haltung der Pflege fördern: Ein kranker Mensch ist nicht nur eine Person, die therapiert werden muss, sondern auch eine Person, der wir zuhören müssen, wobei das Zuhören bei allen therapeutischen Interventionen Priorität hat. Letztere waren in jedem Fall individuell. Wir waren gegen biologischen Reduktionismus und sprachen über gemeinsame Entscheidungen und im Voraus erstellte Behandlungspläne in Bezug auf das Lebensende. Und zumindest in Hospizen gab es auch Raum für multikulturelle Spiritualität.

Wir fühlten uns auch in unseren Häusern sicher, wo Pflegekräfte aus weit entfernten Ländern, oft professionelle Pfleger aus fernen Ländern eingewandert die ihre Familien zurückgelassen hatten, Kinder und alte Menschen, sich um uns kümmerten, damit wir ein normales Arbeitsleben führen konnten. Und wenn es nicht mehr möglich war, zu Hause Pflege zu leisten, waren Einrichtungen wie betreute Gesundheitsresidenzen eine Alternative.

Wir wurden auch unterstützt, als wir uns dem Ende näherten: Es entstanden Hospize, die palliative Pflege, psychologische und religiöse Unterstützung, Musik und Poesie anbieten, mit Kunst an den Wänden und schönen Parks oft mit Bäumen, die von sterbenden Bewohnern oder deren Angehörigen gepflanzt worden waren.

Auch in Krankenhäusern gab es Menschen, die sich speziell mit Spiritualität beschäftigten, d. h. Priester – oft Afrikaner, aufgrund des fortschreitenden Rückgangs lokaler Berufungen –, die die Stationen abklapperten und die Kranken segneten. Oft wurden sie erst im letzten Moment gerufen, um sie nicht zu erschrecken: Niemand mochte über das Ende sprechen.

Dann kam der Tsunami in Form des Coronavirus Sars Cov-2 das die Krankheit Covid-19 verursacht. Von hier aus beobachteten wir die chinesische Katastrophe in Wuhan und glaubten gerne, dass die Epidemie uns nie erreichen würde. Aber dann wurde ein chinesisches Paar in das Spallanzani-Krankenhaus für Infektionskrankheiten in Rom eingeliefert, und im Februar 2020 gab es den ersten einheimischen italienischen Fall in einem Krankenhaus in Codogno, in der nördlichen Region Veneto. Der Patient wurde entlassen. Zu Hause verschlechterte sich sein Zustand und er ging zurück ins Krankenhaus. Von der Notaufnahme wurde er auf eine medizinische Station verlegt; erst nach einigen Tagen erkannte jemand, dass es sich um das gleiche Virus handeln könnte, das in China aufgetreten war. In der Zwischenzeit hatte es viele andere Menschen infiziert und in kürzester Zeit wurde Codogno zur roten Zone erklärt und isoliert.

Die ersten Aufrufe wurden gemacht, die Menschen dazu aufzufordern, nicht ins Krankenhaus zu gehen. Aber wie war das möglich? Können wir nicht mehr ins Krankenhaus gehen, wenn wir krank werden!? Den Menschen wurde gesagt, sie sollten eine Notrufnummer anrufen, wenn sie Symptome entwickelten, und wenn jemand eingeliefert werden musste, dann musste ein Krankenwagen benutzt werden. Der Zivilschutz errichtete Triage-Zelte: Patienten konnten nur nach einem Auswahlverfahren in die Krankenhäuser hereingelassen werden. Von diesem Moment an war das Gefühl der Sicherheit, das Krankenhäuser in uns hervorriefen, verschwunden.

Gleichzeitig fand die Tragödie in Val Seriana, im Gebiet von Bergamo, statt. Trotz der Ratschläge des Italienischen Nationalen Gesundheitsinstituts wurden die Aktivitäten nicht bei den ersten Anzeichen der Epidemie eingestellt. Die Folge ist, dass heute jede Familie in der Gegend mindestens einen Verwandten betrauert. Das Bild, das diese Tragödie am besten darstellt – eines, das wir alle mit Unglauben und Angst betrachteten –, ist das der Militärkonvois, die Leichen in andere Städte transportieren, weil das Krematorium von Bergamo vollständig überfordert war.

Dieses Bild führte uns zurück ins Mittelalter, tatsächlich erinnerten uns diese Konvois an die Wagen, die während der Pest vor jeder Tür hielten, um die Leichen einzusammeln und in Massengräber zu werfen. Die vor den Krematorien aufgereihten Särge sprachen nicht nur davon, wie das Gesundheitssystem, das wir entworfen und genutzt hatten und das wir für selbstverständlich hielten, an seine Grenzen gestoßen war, sondern auch von Bestattungsunternehmen und Krematorien, die über ihre Kapazitäten hinaus arbeiteten. Ganz Italien verfolgte die Nachrichten unter Tränen – wir hatten damals die höchste Sterblichkeitsrate der Welt erreicht –, während das Gesundheitssystem des reichen italienischen Nordens zusammenbrach, Ärzte und Krankenschwestern weinten, krank wurden und starben, Krankenschwestern zeigten die Wunden, die ihre Schutzmasken verursacht hatten.

Was in den Pflegeeinrichtungen passiert ist, wissen wir aus manchen Geschichten, anderes können wir uns leider nur vorstellen. Am Anfang fragten die Kranken, was mit ihnen nicht stimmte, welche Behandlung sie erhielten, wann sie ihre Angehörigen wiedersehen könnten. Aber als sie sich verschlechterten und sahen, wie die Krankenschwestern kämpften, hörten sie nach und nach auf zu sprechen und zu fragen. Für einige war es schon etwas, wenn sie atmen konnten. Sie gaben auf, und im besten Fall wurden sie völlig von den Ärzten und dem Personal abhängig. Es war das Ende der narrativen Medizin und der gemeinsamen Pflegeplanung. Behandlung bedeutete, sich den Entscheidungen der Kliniker zu unterwerfen. Einschließlich der dramatischen Entscheidungen, die Intubation und Reanimation betrafen. Fachleute waren gezwungen zu entscheiden: Angesichts begrenzter lebensrettender Ressourcen mussten sie bestimmen, welcher Patient diese nutzen konnte. Eine Entscheidung, die eine Gewissensfrage war und nicht mit den Patienten besprochen werden konnte.

Die Verwüstung der Pandemie betraf auch die Einrichtungen für ältere Menschen und Menschen, die nicht selbstständig sind. Was wir euphemistisch als „Pflegeheime" bezeichneten, wurde für zu viele Bewohner zu einertödlichen Falle. Betreiber waren gezwungen, mit bloßen Händen, ohne Schutz zu arbeiten; die älteren Menschen starben oft, ohne dass ein Test die Infektion aufdeckte, und gingen nicht einmal in die Statistik der Covid-19-Opfer ein. Es ist wahrscheinlich sinnlos, über Sterblichkeit mit oder durch das Coronavirus zu diskutieren: als ob fragile Menschen, mit vielen begleitenden Krankheiten, in einem Zustand prekärer Balance dank einer bestimmten Menge täglicher Medikamente, auch gestorben wären, wenn es das Coronavirus nicht gegeben hätte. Chronizität, mit ihrer Dauer, der siegreiche Erfolg unserer Medizin und eine neue Art, gesund zu sein, wurde von einem Virus im Handumdrehen ausgelöscht.

Der Tod triumphierte: „und doch beleidigt mich die Art und Weise", wie Francesca da Rimini in Dantes Göttlicher *Komödie* sagte, was bedeutet, dass die Art und Weise, wie sie ermordet wurde, beleidigender war als der Tod selbst. Als die Pandemie zu einer gesellschaftlich akzeptierten Tatsache wurde, wurden Pflegeheime für die Außenwelt geschlossen, Besuche von Familienmitgliedern wurden ausgesetzt. Das Ergebnis war, dass Menschen ohne Hilfe starben: Sie wurden weder vom Personal, das von der Notlage überwältigt war, noch von ihren Familien unterstützt. In vielen Fällen wurden Verwandte erst informiert, nachdem ein geliebter Mensch verstorben war.

In vielen Hospizen war die Situation sehr ähnlich. Die eigens geschaffenen Umgebungen, um den Tod friedlich zu gestalten, fernab von hektischen medizinischen Eingriffen, die nicht mehr angemessen waren, wurden zu Vorzimmern des trostlosesten Sterbens, wo die Kranken überhaupt keinen Kontakt zu jemandem hatten.

Als die Pandemie ihren Höhepunkt erreichte, war es an der Zeit, eine Bilanz zu ziehen. So viele Tote, so viele Menschen, die in Einsamkeit sterben, Familien, die schreckliche Schmerzen durchmachen, weil sie ihren Nächsten nicht nahe sein können, während sie starben. Krankenhäuser wurden geschlossen: Die Tage, in denen man von zugänglichen Intensivstationen träumen konnte, waren vorbei. Das Coronavirus hatte die Kontrolle. Nicht-Covid-Notaufnahmen wurden geräumt, um zu verhindern, dass Menschen sich das Virus im Krankenhaus einfangen; Kliniken wurden geschlossen. Nur Geburtshilfe, Onkologie und einige andere Abteilungen blieben geöffnet, und auch diese nur für dringende Fälle. Sogar die Geburtshilfe machte Rückschritte: Väter, die das Recht erworben hatten, neben einer gebärenden Frau zu sein, mussten während der Wehen und Geburt auf dem Parkplatz warten.

Im Nachhinein sagen wir, dass wir nie wieder so unvorbereitet von einer Pandemie getroffen werden dürfen, wie wir es offensichtlich waren. Vorbereitung – ein System zur Verhinderung, zum Schutz, zur Reaktion und zur Erholung im Falle einer Gesundheitsnotlage – stand einmal auf der Tagesordnung, wurde aber leider dann fallen gelassen. Dies hat bereits im September 2019 der Global Preparedness Monitoring Board, das Gremium, das für die Erstellung des Global Risks Report verantwortlich ist, angeprangert. Top-Gesundheitsexperten in verschiedenen Ländern haben seit Jahren vorausgesagt, dass ein Virus in kurzer Zeit Millionen von Menschen töten könnte. Es gab klare Anzeichen dafür, wie die früheren Ausbrüche von SARS und Ebola; jedoch waren wir der Illusion erlegen, dass nichts Ähnliches passieren würde. Als Covid-19 kam, war niemand vorbereitet, aus organisatorischer und praktischer Sicht. Die Nichtverfügbarkeit von Gesichtsmasken ist das traurige Symbol dieser Situation. Natürlich hat Vorbereitung einen Preis und wir haben es vorgezogen, das Geld für andere Dinge auszugeben. Es gibt viele Aspekte der öffentlichen Gesundheitsversorgung, die wir überdenken müssen: angefangen bei der Krankenhauszentrierung, den Kürzungen bei den ambulanten Gesundheitsdiensten und der häuslichen Pflege; die Rolle der Allgemeinmediziner; die Regionalisierung der Gesundheitssysteme, ihre Auswirkungen auf die Einheit und Kohärenz, die in Notfällen notwendig sind; die fortschreitende Abnahme der Anzahl und Alterung der Pflegefachkräfte.

Wie passt nun Spiritualität in das neue Szenario, das wir uns vorstellen müssen? Neben Planungs- und Präventionsmaßnahmen benötigen wir andere Quellen. Katastrophen und Unglücke alleine haben niemals ausgereicht, um Verbesserungen in unserer Lebensweise zu erzielen. Deshalb wenden wir uns auch der Spiritualität zu. Wenn Sie im Internet „Coronavirus und Spiritualität" eingeben, erscheinen mehr als 100 Mio. Einträge, darunter Erzählungen, Filme, Interviews, Ratschläge. Einige Produkte können sicherlich als die schlimmste Ausdrucksform von Spiritualität eingestuft werden: siehe die Versuche, die Pandemie Epidemie als göttliche Strafe für unser unmoralisches Verhalten zu erklären. Es scheint, dass eine bestimmte Form von selbst proklamierter religiöser Spiritualität nicht umhinkann, ihre eigenen Interpretationen der Realität als Waffe zu benutzen, um Menschen zu beschuldigen sowie Gott schändliches Verhalten unsachgemäß zuzuschreiben. In ihrer höchsten Bedeutung führt uns die Spiritualität in andere Gebiete.

Das Coronavirus hat uns ein tiefes Gefühl der Unsicherheit hinterlassen. Es begann, als Krankenhäuser, die wir als hilfebringende Pflegeorte kannten, zu potenziell gefährlichen Orten wurden. Nach und nach schuf das Virus ein Misstrauen gegenüber jedem anderen potenziell infizierten Menschen: Es zwingt diejenigen, die vielleicht Abstand brauchen, nahe zu sein, und distanziert diejenigen, die nahe sein wollen. Es hat uns die Beziehungen zwischen Jung und Alt infrage stellen lassen: Jenseits der emotionalen Aspekte hat sich das Verhalten junger Menschen – überschwänglich, sicher, zuversichtlich in ihrer Immunität – als gefährlich für Menschen erwiesen, die durch das Alter geschwächt sind. Es hat auch das Vertrauen in den Staat untergraben, der reagiert, aber nie genug zu tun scheint, da er unvorbereitet ist. Ganz zu schweigen von der wirtschaftlichen Unsicherheit, einem unvorstellbaren Erbe des Virus.

Die um Gesundheit und Krankheit entwickelte Spiritualität hat ebenfalls gelitten: Die Menschen starben auf den Stationen, ohne selbst entscheiden zu können, im schlimmsten Zustand der „Entmachtung", ohne den Trost von Familienmitgliedern und ohne jegliche Form von religiöser Unterstützung. Die Unmöglichkeit eines würdevollen Abschieds ist eine tiefe Wunde, die die Trauer umso schmerzhafter macht.

Wir stehen vor einer immensen Aufgabe: Wir müssen das zurückgewinnen, was mit langsamen Fortschritten in den vergangenen Jahrzehnten entwickelt wurde. Jemand nannte es Humanisierung, jemand anderes einfach gute Medizin oder die richtige Behandlung. Die Würde des Todes muss auch für die Sterbenden und für diejenigen, die zurückbleiben, wiederhergestellt werden. Das Ende und, wenn möglich, die bewusste Teilnahme der kranken Person an der Gestaltung des letzten Abschnitts des Weges muss wieder von der Biografie und dem Lebensprojekt des Einzelnen geprägt sein, in ihrer Individualität. Spiritualität gehört, dazu, wir waren gezwungen, vorübergehend, in der Wut der Pandemie, sie beiseitezulassen, doch nun brauchen wir den Mut, sie als unverzichtbar zu erklären für die, die sie suchen.

Literatur

1. De Maistre X. Il lebbroso della città di Aosta. Edizioni Paoline; Roma 1961.
2. Buzzati D. Cacciatori di vecchi, in Il colombre. Mailand: Mondadori; 1966.
3. McCarty C. No country for old men. New York: Alfred A. Knopf; 2005.
4. Foucault M. The birth of the clinic: an archaeology of medical perception. London: Routledge; 1973.
5. Iaconesi S, Persico O. La Cura. Turin: Codice ed.; 2016.
6. Arminio F. Oratorio bizantino. Faenza: Carta Bianca ed.; 2011.
7. Manzini A. Orfani bianchi. Mailand: Chiarelettere; 2016.
8. Mantegazza P. Elogio della vecchiaia. Florenz: Pontecorboli; 2017.

Vergesslich, kraftlos, atemlos: Long Covid die Pandemie in der Pandemie

Diese Zeilen werden Anfang 2024 geschrieben. Ende 2019 verkündete die Weltgesundheitsorganisation (WHO) einen Cluster von Lungenentzündungen unbekannter Ursache in Wuhan, am 10.01.2020 wurde SARS-CoV-2 identifiziert, am 20.01.2020 war endlich klar, dass das Virus von Mensch zu Mensch übertragen werden kann. Am 23.01.2020 begann der erste Massenlockdown in China, 60 Mio. Menschen der Provinz Hubei, davon 11 Mio. aus Wuhan, waren betroffen. Noch schauten wir ungläubig nach China, doch schon am 20.02.2020 gab es den ersten Verdachtsfall in Italien in Codogno und verschiedene Infektionsherde in der Provinz Bergamo, am 30.01.2020 die ersten offiziellen Fälle des Coronavirus in Rom, ein chinesisches Ehepaar, zum Urlaub in Rom. Der erste Fall in Deutschland wird am 27.01.2020 gemeldet, ein Angestellter von Webasto in Gauting hatte sich bei einer Kollegin angesteckt. Der erste Lockdown wurde in Deutschland erst am 16.03.2020 beschlossen und trat am 22.03.2020 in Kraft. Das erste Land Europas, das den Lockdown beschloss, war Italien, ab März waren verschiedene Beschränkungsmaßnahmen beschlossen worden, doch am 09.03.2020 wurde per Notstandsdekret ein landesweiter Lockdown verhängt. Das Gesundheitssystem in Italien war zusammengebrochen. Man versuchte, in Krankenhäusern Betten frei zu machen, und verlegte schnell zurück in die RSA (Altersheime), wo große Cluster ausbrachen und auf völlig unvorbereitetes Personal trafen. Eine Tragödie. In Italien waren die Intensivbetten nicht ausreichend. Turnhallen in Bergamo wurden in Leichenhallen verwandelt, die Beerdigungsinstitute konnten die Aufträge nicht bewältigen. Ein Militärkonvoi mit Coronatoten rollt nachts durch die Straßen von Bergamo und Europa ist im Schockzustand.

Das ist nur eine kurze unvollständige Zusammenfassung der Ereignisse Anfang 2020 der Coronapandemie, der Pandemie einer akuten entzündlichen Erkrankung. Die dramatischen Ereignisse, die die ganze Welt erlebt und erschüttert haben, versinken langsam in Vergessenheit, oft als banale Erkältung abgetan, sieht man keine Notwendigkeit mehr, sich zu isolieren und des Impfens sind viele müde, und mancher war ja nie zu überzeugen. Ideologische Grabenkämpfe wurden geführt in

D. Rinnenburger, *Chronische Erkrankungen*, https://doi.org/10.1007/978-3-031-68960-4_8

einem Durcheinander von populistischen Reden, Negationstheorien und paranoiden Ausbrüchen. Sowohl im Fernsehen als auch in den sozialen Netzwerken, oft bar jeder Rationalität. Auf der anderen Seite wurden Ärzte, Virologen und Epidemiologen befragt. Im Februar 2024 betrug die Zahl der weltweiten bestätigten Coronainfektionen ungefähr 700 Mio. mit 6,9 Mio. Todesfällen. Seit März 2023 gibt es keine gesicherten weltweiten Daten mehr. Das wirkliche Ausmaß der Pandemie kann wohl nur durch Statistiken der Übersterblichkeit in diesen Jahren gemessen werden, die erheblich ist. Die Betroffenen, die noch an den Folgen der Infektion leiden und somit chronisch geworden sind, haben diese Zeit nicht vergessen können, und nicht vergessen können die Angehörigen derer, die alleine in den hermetisch abgeriegelten Krankenhäusern und Kliniken gestorben sind. Eine ärztliche Kollegin erzählte mir vom Tod des Vaters: Sie hatte versucht, eine Einlieferung zu vermeiden, doch irgendwann war die Atemnot mit dem zu Hause zur Verfügung stehenden Sauerstoff nicht mehr zu kontrollieren. Der Krankenwagen kam und brachte den Vater weg, das war das letzte Mal, dass sie ihn sah. Alles Flehen und Bitten half nicht, sie zu ihm zu lassen: Die neuen Regeln mussten beachtet werden. In diesen Jahren von Covid haben sich manche Einrichtungen in Italien, was die Öffnung nach außen betrifft, um Jahrzehnte zurückentwickelt. Nicht nur die Intensivstationen auch alle anderen Abteilungen wurden für Besucher geschlossen. Das war am Anfang verständlich, auch weil das Schutzmaterial fehlte, aber mit der Zeit war von allem genug da und dies konnte eigentlich kein Argument mehr sein. Die Überlebenden in den Intensivstationen waren oft wochenlang dort, Gebärende wurden alleine gelassen, weil der Partner keinen aktuellen Covid-Test vorweisen konnte. Schwere Zeiten für alle und noch unerträglicher gemacht durch Überreaktionen.

„Corona" ist eine akute Infektionskrankheit par excellence. Die Ansteckung kann durch die Impfstoffe leider nicht verhindert werden. Doch schwerer Verlauf und Sterblichkeit sind nach dem Impfen deutlich reduziert. Trotzdem konnten sich viele in der wohlhabenden Welt nicht zu diesem Schritt entschließen. Inzwischen stehen antivirale Medikamente wie Paxlovid, weltweit zu wenig eingesetzt, und monoklonale Antikörper zur Verfügung. Corona hat an Schrecken verloren, doch sterben weiter mehrere Hundert Menschen pro Woche in Europa an der Infektion mit SARS-CoV-2.

Warum ein Exkurs über Corona in einem Buch über chronische Erkrankungen? Sowohl, da wir gelernt haben, dass chronisch erkrankte und ältere Menschen in der Pandemie deutlich gefährdeter waren als andere, als auch, da als Folge der Pandemie eine neue Erkrankung entstanden ist, die wir bis dahin nicht kannten: das Long-Covid-Syndrom, von dem wir wenig wissen und über das zu wenig geforscht wird. Dieses Syndrom ist wiederum eine klassische chronische Erkrankung.

Wenn die Symptome einer Covid-Infektion mehr als 4 Wochen andauern, spricht man von persistierender Covid-Erkrankung, dauern sie mehr als 12 Wochen, von Long Covid. Eine zuverlässige Zahl über die Prävalenz von Long Covid zu bekommen, ist schwer. Man schätzt sie auf 6–15 % [1], 43 % derer, die auf Intensivstationen behandelt wurden, 27,5 % derer, die im Krankenhaus ohne Intensivbehandlung waren, und 5,7 % der nicht stationär aufgenommenen Patienten. Das Factsheet der WHO von November 2022 sprach sogar von 10–20 % [2].

„*Marco habe ich Anfang 2021 auf der respiratorischen Intensivstation des Krankenhauses kennengelernt, die ersten Impfstoffe waren gerade für Risikogruppen und das Gesundheitspersonal zur Verfügung gestellt worden. 35 Jahre alt, ein robuster junger Mann, Landwirt im Norden Roms, wo er Kartoffeln und Möhren in großen Mengen anbaut. Er wurde von einer Normalstation auf die Intensivstation verlegt, da die normale Sauerstoffversorgung, auch mit den sogenannten High-Flow-Sauerstoffgeräten, nicht mehr ausreichte. Er musste nicht invasiv beatmet werden. Wir alle kennen diese Bilder der Patienten mit einem durchsichtigen Helm aus Plastik auf dem Kopf bis zum Hals herunterreichend und mit Trägern am Brustkorb befestigt, so dass Sauerstoff mit einem erhöhten Druck eingeatmet werden kann und die Lunge vor dem Kollabieren bewahrt wird. In dieser Situation ist es auch wichtig, die Position zu ändern, d. h. auf dem Bauch und in Seitenlage zu liegen, alles sehr anstrengend für den Kranken und auch für das Pflegepersonal: Marco hat es geschafft. Er musste nicht intubiert werden, nach und nach konnten Beatmung und Sauerstoffgehalt reduziert werden. Die Rehabilitation konnte beginnen, stationäre Plätze waren in dieser Zeit sehr schwierig zu bekommen. Er war jung und hat es alleine geschafft. Seine Erinnerung daran: eine unendliche Müdigkeit, alles war anstrengend, alles tat weh, und es war schwer, sich zu konzentrieren. Er kam nach zwei Jahren zu einer Kontrolle in die Praxis, brauchte keinen Sauerstoff mehr, seine Lungencomputertomografie zeigte noch die deutlichen, aber rückläufigen Veränderungen von Covid. Auf die Frage, was geblieben ist von Covid: das Gefühl, manchmal nicht mehr ganz einatmen zu können und Probleme mit dem Gedächtnis, er muss sich alles aufschreiben. Aber er hat sich einen Traum erfüllt und ist nach Grönland gereist, er erzählt mit leuchtenden Augen, dass sein Schiff im Eis stecken geblieben ist. Auf die Frage, ob ihm das Angst gemacht habe, sagte er: „Nein. Angst, Todesangst, die habe ich auf der Intensivstation im Krankenhaus kennengelernt, nach diesem Erlebnis kann mich kaum etwas erschüttern.* “*

Das ist die Geschichte eines schweren Covid-Verlaufes mit gutem Ausgang. Fast zwei Jahre Long Covid, doch nun wieder voll ins Leben zurückgekehrt, wenn auch mit leichten kognitiven Einschränkungen. Eine große im Februar 2024 [3] veröffentlichte Studie untersuchte mehr als 800.000 Personen in England; man fand heraus, dass diejenigen, die eine Covid-Infektion durchgemacht haben, ein leichtes kognitives Defizit haben. Patienten mit Long Covid (> 12 Wochen) und die, die von den ersten Virustypen betroffen waren, hatten größere Ausfälle, die geimpften schnitten leicht besser ab. Man fand heraus, dass manche der Einschränkungen mit Rückgang der Long-Covid-Symptomatik rückläufig waren. Was bedeutet das alles, jetzt 4 Jahre nach Beginn der Pandemie? Wir können diese Fragen noch nicht beantworten, doch SARS-CoV-2 greift auch die Neuronen an – was bedeutet das für die Zukunft der Betroffenen? Ob ein höheres Risiko besteht, an Alzheimer oder an-

Abb. 8.1 Die
Hauptsymptome bei
Long Covid

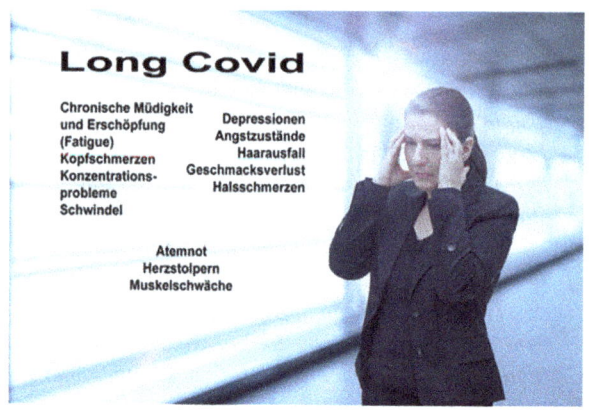

deren Formen der Demenz zu erkranken, ist fraglich und bedarf weiterer Untersuchungen.

Das Krankheitsbild nach Covid kann sehr unterschiedlich sein, je nach Organbeteiligung und Schwere der akuten Erkrankung. Auch kann es zur Verschlimmerung einer vorbestehenden Chronizität, wie einer chronisch obstruktiven Lungenerkrankung oder einer Herzinsuffizienz kommen, oder aber zu neuen Symptomen, die nach Covid aufgetreten sind, aber vielleicht einen anderen Grund haben, weshalb immer eine Differenzialdiagnose notwendig ist.

Die herausragenden Symptome bei Long Covid (Abb. 8.1) sind Schmerzen, ähnlich denen bei rheumatischen und Autoimmunerkrankungen, Kopfschmerzen und orthostatische Dysautonomie, was zu Pulsrasen in aufrechter Position führt, dazu kommen Konzentrations- und Gedächtnisstörungen, manchmal auch als Nebel im Kopf empfunden (engl. brain fog) und Fatigue. Fatigue, ein extremer Erschöpfungszustand, der auch als postexertionelle Malaise (PEM) bezeichnet wird. Dabei kommt es nach einer Anstrengung zur Verschlechterung der Symptome, das können auch geringe Alltagsbelastungen und Aktivitäten des täglichen Lebens sein. Der Begriff gehört zu den klassischen Symptomen bei ME/CFS (engl. myalgic encephalitis/chronic fatigue syndrome) und ist wahrscheinlich die schlimmste Form des Long Covid.

Auch nach Impfungen können solche Beeinträchtigungen auftreten, das Paul-Ehrlich-Institut schätzt das Post-Vac-Syndrom nach Covid-Impfungen auf ca. 0,029 %.

Postinfektiöse Erkrankungsbilder sind auch nach anderen Infektionen seit vielen Jahren in der Medizin bekannt: bei Influenza, Mononukleose (Epstein-Barr-Virus), Ebola, doch durch das pandemische Ausmaß von SARS-CoV-2 sind auch die Zahlen wesentlich höher, denn schätzungsweise 10 % der Personen, die an Covid erkrankt sind, leiden oder litten an Long Covid. Das bedeutet circa 70 Mio. weltweit.

Es wird zu wenig geforscht, sagt der amerikanische Politiker Roger Marshall, dessen Familie selbst betroffen ist, und ruft auf zu einer Aktion jenseits der Parteiengrenzen [4]. Er hielt eine leidenschaftliche Rede im amerikanischen Senat, in der er die schweren Long-Covid-Symptome einer nahen Angehörigen beschreibt und die verzweifelte Reise zu Spezialisten aller Art. Tatsächlich gibt es bis heute keinen pharmakologischen oder anderen Ansatz für Long Covid [5], außer den vielen Ratschlägen, die auch bei ME/CFS erteilt werden. Auch für das Chronische Fatigue-Syndrom gibt es keinen kausalen Therapieansatz. Die Situation erinnert an die Jahre der AIDS-Pandemie. 1992 verschafften sich Anti-AIDS-Aktivisten Gehör, indem sie die Asche verstorbener AIDS-Kranker auf das Weiße Haus warfen. Nach und nach änderten sich die Dinge. Unter G. W. Bush entstand ein Plan, der „U.S. President's Emergency Plan for AIDS Relief" (PEPFAR). Milliarden wurden weltweit bereitgestellt.

Covid-Erkrankungen werden uns wohl noch lange begleiten und damit auch deren chronischer Verlauf, wir haben immer mehr wirksame Therapien und können schweren Verläufen mit Impfstoffen vorbeugen und damit wohl auch Long Covid. Viel Forschung und Aufklärung und eine vernünftige Sozialpolitik sind nötig, parteiübergreifend, fern ab aller Ideologien.

Die Vorbeugung so manch einer Chronizität beginnt beim Impfen: Geimpfte können zwar auch Long Covid entwickeln, doch soweit man weiß, in kürzerer und leichterer Form.

Literatur

1. Global Burden of Disease Long COVID Collaborators. Estimated global proportions of individuals with persistent fatigue, cognitive, and respiratory symptom clusters following symptomatic COVID-19 in 2020 and 2021. JAMA. 2022;328(16):1604–15. https://doi.org/10.1001/jama.2022.18931.
2. https://www.who.int/europe/news-room/fact-sheets/item/post-covid-19-condition. WHO 7.12.2022.
3. Hampshire A et al. Cognition and memory after Covid-19 in a large community sample. N Engl J Med. 2024;390:806–18. https://doi.org/10.1056/NEJMoa2311330.
4. Zeynep Tufekci. Could Long Covid be the Senate's bipartisan cause? New York Times. 18.02.2024.
5. Sebők S, Gyires K. Long COVID and possible preventive options. Inflammopharmacology. 2023;31(6):2807–17. https://doi.org/10.1007/s10787-023-01204-1. Epub 2023 Jun 21. PMID: 3734.

Der epidemiologische Wandel von akut zu chronisch in Indien

9

„Realität ist eine Frage der Perspektive"
Salman Rushdie

Lassen Sie uns unsere Aufmerksamkeit von den entwickelten Ländern auf die Schwellenländer lenken. Dies ist das vorherrschende Szenario auf globaler Ebene, da es den größten Teil der Welt umfasst. Lebensbedingungen, Epidemiologie, Gesundheitspolitik: Alles hier ist anders. In diesem Kontext haben verschiedene Situationen ein gemeinsames Element, das in einem Satz zusammengefasst werden kann: In diesen Ländern koexistieren akute und ansteckende Krankheiten mit chronischen Krankheiten. Um dieses Faktum zu veranschaulichen, könnten wir unsere Aufmerksamkeit auf Indien richten.

Ein riesiges Land, faszinierend wie widersprüchlich, seine Wachstumsrate ist ähnlich wie die von China – sein BIP (Bruttoinlandsprodukt) stieg 2016 um 8,2 % und 2019 um 6,1 %; auch scheint die Kluft zwischen Arm und Reich weniger zu werden. Es gibt ein reiches Indien, ähnlich den westlichen Ländern, wo die „Mittelschicht" im Aufstieg ist und die Armut abnimmt.

Dennoch kämpft das Land immer noch mit Infektionskrankheiten wie AIDS und Malaria; es kämpft darum, etwa 400.000 Kinder zu behandeln, die an Durchfall sterben und beherbergt etwa ein Viertel der Tuberkulosefälle weltweit. Wenn wir an Indien in Bezug auf Gesundheit denken, stehen Infektionskrankheiten und Hunger im Vordergrund. Infektionskrankheiten, obwohl sie langsam abnehmen, absorbieren immer noch eine erhebliche Menge an Ressourcen.

„Mit einer Bevölkerung von 1,34 Milliarden wird die Krankheitslast in Indien genau von Wissenschaftlern beobachtet, die sich für die globale Gesundheit interessieren. Die Krankheitslast Indiens wird von zwei scheinbar divergierenden Krankheitsclustern dominiert – einerseits kardiovaskuläre Erkrankungen, die klassischerweise mit Überernährung und Wohlstand in Verbindung gebracht werden; und andererseits Durchfallerkrankungen und untere Atemwegsinfektionen, die mit Unterernährung und Armut einhergehen. Diese paradoxale Mischung von Krankheiten spiegelt einen laufenden epidemiologischen Übergang

D. Rinnenburger, *Chronische Erkrankungen*,
https://doi.org/10.1007/978-3-031-68960-4_9

wider, der parallel zum Übergang von einer Niedrig- zu einer Mitteleinkommenswirtschaft aufgetreten ist. Indien kann eine der am schnellsten wachsenden Volkswirtschaften der Welt vorweisen, aber die wirtschaftlichen Gewinne wurden heterogen über die Bevölkerung verteilt. Vor diesem dynamischen epidemiologischen und wirtschaftlichen Hintergrund besteht ein wachsendes Interesse daran, nationale Gesundheitsstatistiken nach sozioökonomischen Gruppen aufzuschlüsseln, teilweise um Diskussionen über die Verteilung begrenzter Ressourcen für Gesundheit und Gesundheitsversorgung zu informieren [1]."

Bei genauerem Hinsehen ist dieser Kontext noch komplizierter. Laut der Healthy India Alliance [2] sterben circa 64 % der Menschen in Indien an NCDs (nicht übertragbaren Krankheiten; engl. noncommunicable diseases), d. h. chronischen Krankheiten: Herz-Kreislauf- und Lungenerkrankungen, Krebs und Diabetes. Einer von vier Menschen in Indien läuft Gefahr, vor Erreichen des 70. Lebensjahres an einer chronischen Krankheit zu sterben. Indien ist auch ein Land mit einer großen Anzahl von Diabetikern. Laut der WHO waren es im Jahr 2015 69,2 Mio. Diabetiker und es werden fast 100 Mio. im Jahr 2030 sein. Die Folge ist eine große Anzahl von Patienten mit Nierenversagen.

Im Dezember 2017 veröffentlichte *The Lancet* [3] einen epidemiologischen Bericht über Indien mit dem Titel: „Nationen innerhalb einer Nation: Variationen in der epidemiologischen Transition in den Bundesstaaten Indiens, 1990–2016 in der Global Burden of Disease Study". 18 % der Weltbevölkerung leben in Indien: 1,340 Mrd. Menschen; hier sind die Bundesstaaten eher mit Nationen vergleichbar. Die Schlussfolgerung des Artikels ist, dass in Indien in den letzten 25 Jahren NCDs, die chronische Krankheiten sind, CMNNDs (comunicable,maternale, newborn, nutrional dieseases: übertragbare, mütterliche, neugeborene und ernährungsbedingte Krankheiten) überholt haben, in einem Tempo, das von Bundesstaat zu Bundesstaat stark variiert.

Krankheiten und Tod der Mütter bei der Geburt und im Wochenbett und perinatale Todesfälle sind ein sehr wichtiger Faktor, obwohl sie ständig zu sinken scheinen. Laut der UNICEF-Website werden jeden Tag mehr als 60.000 Kinder in Indien geboren – das ist ein Sechstel aller globalen Geburten. Zum Vergleich kann man ein europäisches Land wie Italien heranziehen: Im Jahr 2018 wurden hier etwa 1200 Babys pro Tag geboren. Die perinatale Sterblichkeit in Indien ist in den letzten 25 Jahren erheblich gesunken. Im Jahr 2018 starben in Indien etwa 30 Kinder pro 1000 (in Italien 2,59), aber im Jahr 1996 gab es noch 76 Todesfälle pro 1000 Geburten (WHO-Quelle). Die Reduzierung wurde durch die Verbesserung der Lebensbedingungen von Müttern und Neugeborenen erreicht und die wachsenden Möglichkeiten, dass Frauen in geschützten Umgebungen gebären können, denn die meisten Todesfälle von Müttern und Kindern treten in den 48 h kurz vor und nach der Geburt auf.

Viele Gelder fließen immer noch in die Bekämpfung der Infektionskrankheiten, während die Bedrohung durch Chronizität zunimmt und nicht nur ältere Menschen betrifft. Als Indikator für eine chronische Epidemie kann man Diabetes heranziehen, wie Gavino Maciocco in dem Buch *La salute globale* (Globale Gesundheit) [4] vorschlägt. Dass die Wahl auf Diabetes liegt daran, dass diese Krankheit eine mittlere Position zwischen Riskofaktoren: wie insbesondere Übergewicht, und manifesten Erkrankungen wie z.B. des Herz-Kreislauf-Systems und der Nieren einnimmt.

Diabetiker leiden daran deutlich häufiger als der Rest der Bevölkerung. In Indien ist Typ-2-Diabetes häufiger und korreliert mit einem niedrigeren Körpergewicht als in anderen Ländern, das dadurch bedingte Problem der Niereninsuffizienz bis zur Dalysepflichtigkeit, ist ein grosses Problem

Das Bemerkenswerteste ist, dass der rasche Anstieg von Diabetes und Insulinresistenz in Indien nicht nur mit einer Zunahme von Fettleibigkeit verbunden ist: Sowohl übermäßige Ernährung als auch Mangelernährung bei schwangeren Frauen sind verantwortlich. Ein echtes Paradoxon. Die Tatsache, dass ein niedriges Geburtsgewicht ein Risikofaktor für die Entwicklung von Typ-2-Diabetes ist, insbesondere bei Frauen, war Gegenstand eines Artikels, der 2015 veröffentlicht wurde [5]. Das bedeutet, dass zur effektiven Prävention von Diabetes nicht nur die Verbesserung der Ernährung und Steigerung der körperlichen Aktivität notwendig sind, sondern auch die Verbesserung der Ernährung für schwangere Frauen. Diabetes in Indien beginnt früher, in jüngerem Alter, und hat weniger mit Fettleibigkeit zu tun.

Du hast Zucker. Mit Diabetes in Indien diagnostiziert zu werden ist eine lebendige Geschichte, die das Leiden eines jungen Mannes, Siddarth Sharma, mit Typ-1-Diabetes beschreibt auf einer viel besuchten indischen website beschrieb (beyondtipe1.org) Auch in Indien wird angenommen, dass Diabetes durch zu viel Zucker verursacht wird; zur Bekämpfung werden Kräuter und Ayurveda-Medizin eingesetzt. Fälschlicherweise wird der Protagonist der Geschichte zunächst mit Metformin (eine Therapie für Typ-2-Diabetes) und Kräutern behandelt; es geht ihm nicht besser, im Gegenteil, es geht ihm immer schlechter. Schließlich geht er zu einem Endokrinologen und verlässt nach ein paar Minuten die Praxis mit einer Insulintherapie. Die Geschichte fasst die Vorurteile gegen diese Krankheit in Indien zusammen: Es wird angenommen, dass Diabetiker bald sterben, dass es nur eine Art von Diabetes gibt, dass es besser ist, nicht zu viele Fragen zu stellen, dass es die Schuld der Diabetiker ist, wenn sie die Krankheit entwickelt haben, es ist schockierend, jemanden Insulin injizieren zu sehen; Diabetiker sind nicht „heiratsfähig"; Essen abzulehnen, das angeboten wird, ist beleidigend. Der Erzähler kämpft darum, zu verstehen, wie er, eine rationale Person, so anfällig für alternative Behandlungen sein konnte, die seinen Zustand nur verschlimmert haben.

Ketoazidose, Retinopathie, Neuropathie, Nephropathie und koronare Herzkrankheit sowie Fußinfektionen sind die traurige Folge von schlecht behandeltem Diabetes, daher stellt sich die Frage: Können wir es uns noch leisten, unwissend zu sein und weiterhin falsche Informationen über die Krankheit zu verbreiten, ist das nicht auf lange Sicht zu teuer? Je ärmer ein Land ist, desto weniger kann es sich den Preis der Unwissenheit leisten. Also sollte idealerweise die Prävention in der Schule beginnen. Siddartha ist ein junger Mann und Typ-1-Diabetes betrifft nur 10 % der indischen Diabetiker, aber die Schwierigkeiten bei der Suche nach der richtigen Behandlung und die Vorurteile im Zusammenhang mit der Krankheit sind in anderen Fällen ähnlich. Tatsächlich gibt es ein starkes Vorurteil gegen Diabetes auch außerhalb Indiens. In Italien beispielsweise werden die Betroffenen immer noch als „anders" empfunden und assoziiert mit Tod, Impotenz, Unfruchtbarkeit. Eine direkte Korrelation zwischen Bildung, Einkommen und der Entwicklung von diabetischen Komplikationen wurde nachgewiesen. In vielen Fällen sind es diese Vorurteile, die

Menschen dazu zwingen, zu leugnen, dass sie krank sind. Das lesen wir auf der italienischen Website, die sich dem Diabetes widmet [6].

Wie kann eine so große Nation wie Indien auf diese Herausforderung reagieren? Das Kaiser-Permanente-Modell (Kaiser Permanent ist einer der größten gemeinnützigen Gesundheitspläne in den Vereinigten Staaten) zeigt deutlich, dass 5 % der schwersten Fälle 70 % der Ressourcen absorbieren. Die Herausforderung besteht darin, diese Fälle nicht zu einem so fortgeschrittenen Stadium kommen zu lassen, sondern viel früher zu handeln, mit einem Modell, das auf Prävention ausgerichtet ist.

In Indien ist es sehr schwierig, eine Behandlung zu bekommen, besonders in ländlichen Gebieten und in den riesigen Slums der Großstädte, aufgrund mangelnder Infrastruktur. Der National Health Service ist kostenlos und wird von den weniger Wohlhabenden genutzt. Die Reichen suchen in der Regel private Gesundheitsversorgung auf. Die Zahlen der Zentren der Grundversorgung zeigen jedoch, dass der Service nur mühsam in der Lage sein kann, eine universelle Abdeckung zu gewährleisten (Abb. 9.1).

Die Richtlinien, die in der westlichen Welt gelten, sind nicht immer auf ganz Indien anwendbar. Insbesondere gelten sie nicht für arme Menschen, für die der Zugang zur Versorgung aus logistischer und wirtschaftlicher Sicht ein unüberwindbares Problem darstellt, besonders in ländlichen Gebieten. Chronische Krankheiten wie Diabetes werden nicht so stark finanziert wie z. B. AIDS. Die Behandlungskosten sind ein wichtiger Faktor und drängen die Menschen oft dazu, alternative, nicht validierte pflanzliche Therapien zu suchen. Auch behandeln nicht alle Allgemeinmediziner Diabetes und Patienten werden oft an Spezialisten überwiesen, die in vie-

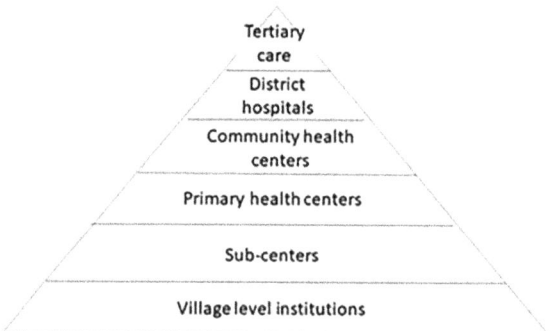

Abb. 9.1 Pyramid des indischen Gesundheitswesens: Die Zentren für die medizinische Grundversorgung in den ländlichen Gebieten Indiens versorgen 30.000 Einwohner, in den Stammesgebieten 20.000 Einwohner, und sind als Zentren für die „integrierte" kurative und präventive Gesundheitsfürsorge vorgesehen. Diese Zentren sind die erste Kontaktstelle zwischen einem Arzt und der Gemeinde im öffentlichen Gesundheitssystem. Ein primäres Gesundheitszentrum soll 13–21 Mitarbeiter haben, je nach der Zahl der ambulanten Patienten: mindestens einen Schulmediziner (der der verantwortliche Medical Officer ist) und mehrere Hilfskräfte. Im Jahre 2017: 156.231 „sub-centers", 25.650 Primärversorgungszentren, 5624 Gemeindezentren- community health centers, 1108 subdivisionale Krankenhäuser, und 779 Distriktkrankenhäuser (in Deutschland gibt es im Jahr 2023 ungefähr 1800 Krankenhäuser)Government of India, Ministry of Health and Family Welfare. Bulletin of Rural Health Statistics Welfare.2016-17

len Fällen nicht erreichbar sind. Es gibt viele Barrieren [7], von Wirksamkeit und Sicherheit, Bequemlichkeit und Lebensstil bis hin zu Bildung und möglichen Lösungen in Bezug auf die Behandlung von Diabetes in Indien wie im Rest der Welt: Patienten können eine Unterzuckerung befürchten und die Selbstüberwachung als schmerzhaft und lästig empfinden, sie wollen reisen und finden es kompliziert, mehrere Injektionen pro Tag durchzuführen oder sie sind sich vielleicht gar nicht bewusst, dass sie Diabetes und seine Komplikationen haben. Es kann religiöse Sensibilitäten und Anforderungen wie das Fasten geben. Daher sollte es mehrere Kommunikationswege geben und die therapeutischen Modalitäten sollten sensibel auf soziokulturelle Faktoren reagieren, um Therapie und Überwachung so einfach wie möglich zu gestalten.

Obwohl sie an den indischen Kontext angepasst sind, sind viele auf Richtlinien basierende Empfehlungen in dem Kontext von ländlicher und insbesondere städtischer Armut schwer umzusetzen. Armut im städtischen Indien bedeutet, in einem Slum zu leben. Als die Coronavirus-Pandemie im April 2020 ausbrach, stellte die *Financial Times* fest, dass in Indien 101 Mio. Menschen in Slums leben, 24 % der Bevölkerung.

Die Definition von Slums, die die Vereinten Nationen geben, lautet: „Dicht besiedeltes städtisches Wohngebiet, das hauptsächlich aus eng beieinanderliegenden, heruntergekommenen Wohnungen besteht, die hauptsächlich von verarmten Personen bewohnt werden." In Mumbai leben 40 % der Bevölkerung in Slums (Abb. 9.2a). Natürlich sind die meisten der Bewohner arm. Die persönlichen Bedingungen variieren. Mumbai ist eine extrem teure Stadt und einige Arbeiter wählen tatsächlich, in einem Slum zu leben (Abb. 9.2b), um bei Miete und Nebenkosten zu sparen. Klar ist, dass es in diesem Kontext unmöglich ist, einen sicheren Abstand zu halten und sogar die Hände zu waschen, wie es seit Beginn der Coronavirus-Pandemie unerlässlich geworden war.

In Situationen wie diesen – wo ordnet man chronische Krankheiten wie Diabetes ein? Ein Artikel, der 2018 veröffentlicht wurde [8], versucht zu verstehen, welche die Hauptprobleme der Slums sind und wie sich die Probleme überschneiden, was zur Komplexität dieses Szenarios beiträgt. Er kommt zu dem Schluss, dass vier Hauptsozialfaktoren die Gesundheit der Menschen, die in Armut leben, beeinflussen: schmutziges Wasser, niedrige Bildung, körperliche Inaktivität und Transportmittel. Diese Elemente führen dazu, dass sich die Situationen weiter verschlechtern, und chronische Krankheiten spielen eine komplexe Rolle. Das niedrige Bildungsniveau ist mit Herz-Kreislauf-Erkrankungen verbunden. Der Mangel an öffentlichen Verkehrsmitteln führt zu einem erhöhten Gebrauch von Mopeds, die die körperliche Aktivität reduzieren: Dies führt zu einem erhöhten Risiko für Herz-Kreislauf-Erkrankungen und Diabetes. Stundenlanges Anstehen, um Wasser zu holen, erhöht den Stress und den Blutdruck. Die Analyse der Komplexität dieser Wechselwirkungen könnte Politiker motivieren, die Situation zu ändern. Sozioökonomische und epidemiologische Veränderungen sollten nicht in den ärmsten Teilen der Gesellschaft stehen bleiben, wo Menschen in Slums und in armen ländlichen Gebieten leben. Die Risikofaktoren für Diabetes sind überall gleich: ein sitzender Lebensstil, eine schlechte Ernährung, übermäßiges Gewicht und eine genetische Prädisposition.

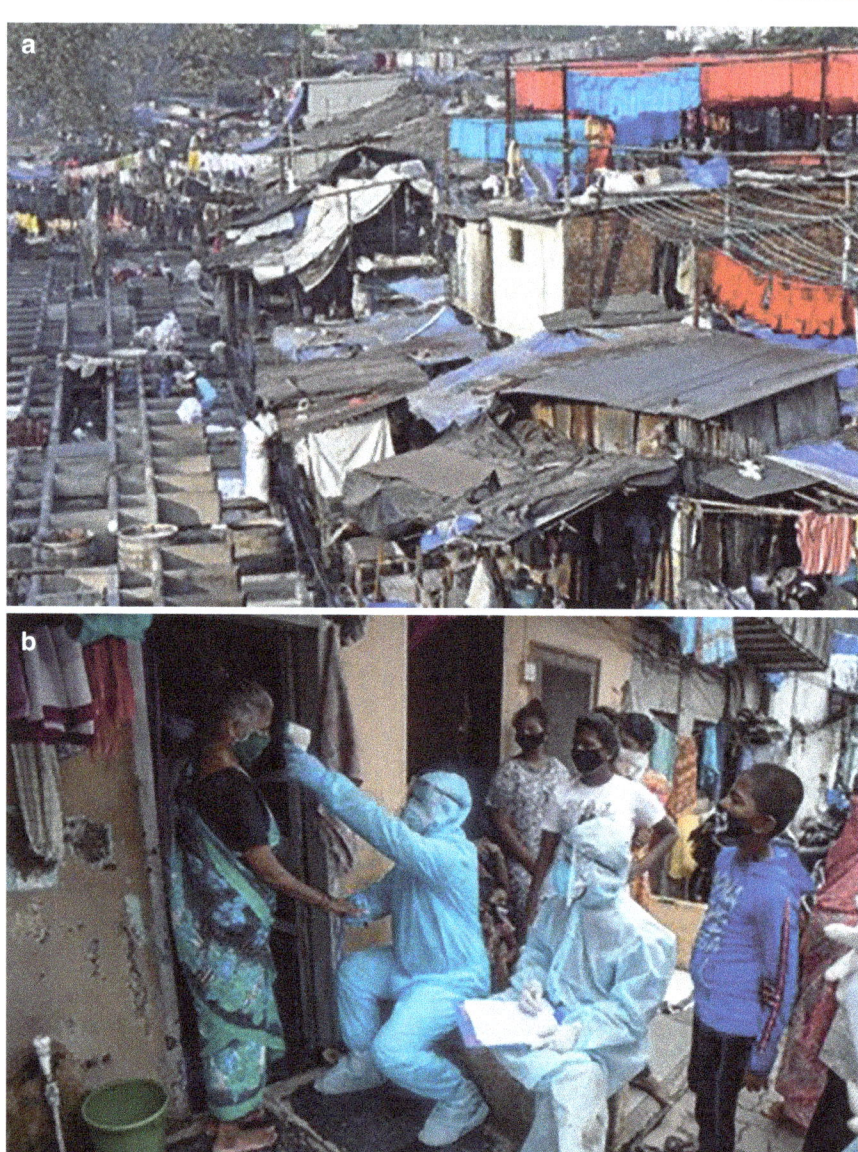

Abb. 9.2 a, b Ein Slum in Indien während der Coronavirus-Pandemie 2020

Hinzu kommt, dass es kein öffentliches Gesundheitssystem gibt. In Dharavi, dem größten Slum in Mumbai, in Indien und in der Welt, gibt es viele nicht registrierte improvisierte Gesundheitsdienste, die im Bereich Diabetes tätig sind. Hier wurden viele mit Diabetes diagnostiziert, allerdings in einem fortgeschrittenen Stadium, und erhalten nicht registrierte rezeptfreie Medikamente. Arme Diabetiker bezahlen diese Verzögerung mit ihrem Leben. Veränderung kann nur durch Gesundheitspolitik und staatliches Handeln erfolgen. Jeremy Ang kommt zu den gleichen Schlüssen wie diejenigen, die Julian Hart, auf den wir im Kapitel 12 näher eingehen werden, in England in den 1960er-Jahren zog:

> „Indien wird sein Modell der Gesundheitsversorgung radikal umgestalten müssen, von einem reaktiven zu einem vorausschauenden, von einem System, das episodische Krankheiten behandelt, zu einem, das regelmäßige Untersuchungen durchführt. Die Politik muss auch ‚gesundheitszentriert' statt gesundheitsversorgungszentriert sein. Für ein Land so groß wie Indien ist der einzige Weg, dies im großen Maßstab umzusetzen und gleichzeitig Effizienz und Wirksamkeit zu verbessern, ein ‚Primary Health Care Ansatz'. (…) Eine proaktivere Rolle bei der Verhinderung von Krankheiten bei den städtischen Armen ist notwendig."

Die Komplexität der Interventionen ist an sozioökonomische Bedingungen gekoppelt und insbesondere an den Zugang zu Bildung und Trinkwasser. Ein Bild des Dharawi-Slums veranschaulicht die Tatsache (9.2 a u.b), dass die Förderung körperlicher Aktivität in einer Umgebung, in der Straßen oft nicht breiter als 70 cm sind und die Temperaturen sehr hoch sind, keinen Sinn macht, insbesondere im Fall von Frauen, die sehr oft die Slums nie verlassen.

Eine epidemiologische Veränderung hat bereits stattgefunden, und auch in der Phase nach dem Coronavirus wird die Zahl der chronischen Krankheiten höher sein als akute und ansteckende. Es gibt keine einfachen Lösungen dafür: Indien, das sowohl sehr reich als auch sehr arm ist, erfordert spezifische Interventionen, die auf verschiedene Kontexte abzielen, Eine Veränderung hin zu einem vorausschauenden und proaktiven Ansatz kann sowohl in reichen als auch in armen Ländern gefunden werden, wenn politisch gewollt.

Julian Hart sprach von vorausschauender Medizin, die ein anderes organisatorisches und konzeptionelles Modell erfordert. Und eine Gesundheitsstruktur, um Menschen aufzufangen, die vielleicht nicht wissen, dass sie krank sind. Heute zwingt uns die Coronavirus-Pandemie einzugestehen, dass überall der ambulante Bereich vernachlässigt wurde. Die viel diskutierte Triade, die auf ansteckende Krankheiten anwendbar ist – testen, verfolgen, behandeln (engl. test, trace, treat) – kann nur mit einem funktionierenden Territorium funktionieren: z. B. kann das gleiche Netzwerk, das Diabetiker betreut, in Fällen von ansteckenden Notfällen verwendet werden. Es erfordert organisatorische Kreativität außerhalb von Krankenhäusern. Wir haben starke Gesundheitssysteme zusammenbrechen sehen, z. B. in Italien, Spanien, Großbritannien und besonders in den Vereinigten Staaten, wo der Fokus auf dem großen Krankenhausnetzwerk lag, weil das der Ort war, an den sich die Kranken wandten. Es wäre notwendig gewesen, das System zu stärken und die Prävention auf territorialer Ebene umzusetzen, um neue Infektionen zu isolieren und die Kurve abzuflachen, die Krankenhäuser überforderte und Situationen verursachte, die wir für undenkbar hielten – Lastwagen, die Leichen in Bergamo, Italien, transportierten, und Kühlzellen, die in New York für Leichen verwendet wurden, die furchterregend vor den Krankenhäusern standen, Massenkremationen, die das wahre Ausmaß der Coronatoten in Indien erahnen ließen.

Ambulante Versorgung und Medizin für Chronizität sind mit Akutheit verflochten, insbesondere mit ansteckenden Krankheiten, und es kann fatal sein, sich auf die
verschiedenen spezialisierten Zweige in öffentlichen Spitzenkrankenhäusern oder
privaten exzellenten Kliniken zu konzentrieren und die Ressourcen dort zu bündeln.
Wir sehen jetzt, dass die Lektion der Chronizität auch auf einen akuten Kontext anwendbar ist, es ist eine Gelegenheit zur Verbesserung.

Wir verlassen Indien und die mühsame Anstrengung, ein Gleichgewicht zwischen dem Kampf gegen akute Krankheiten und Chronizität zu finden, mit einem
Bild aus Salman Rushdies Roman *Mitternachtskinder* aus dem Jahr 1981 [9]. Der
Roman ist tausend indischen Bürgern gewidmet, die in der Nacht geboren wurden,
in der die indische Unabhängigkeit vom britischen Empire ausgerufen wurde: am
15. August 1947. Die Biografie des Protagonisten beinhaltet auch die Geschichte
seines Großvaters, der zu Beginn des 20. Jahrhunderts Arzt war. Aziz ist ein findiger
junger Mann, er hat in England studiert und kennt die medizinische Kunst gut. Er
wird von einem lokalen Grundbesitzer gerufen, der seine Tochter untersuchen lassen will. Da sie „ein gutes Mädchen" ist, kann sie ihren Körper gegenüber Fremden
nicht zeigen. Der junge Arzt benutzt einen Trick, um sie zu untersuchen, ohne sie
anzusehen: ein Laken mit einem Loch in der Mitte, ein rudimentärer Kreis von etwa
18 cm Durchmesser, gehalten von drei Dienstmädchen. Jedes Mal gibt der Vater
ihm Anweisungen, welcher Teil seiner Tochter untersucht werden muss; der Kör-
perteil wird in Übereinstimmung mit dem Loch platziert. Der Arzt kann dann seine
Untersuchung durchführen.

Im Laufe der nächsten 3 Jahre erkrankt Naseem Ghani, die Tochter des Grund-
besitzers, an einer beeindruckenden Anzahl von kleineren Krankheiten.

> „Aadam Aziz' Besuche im Schlafzimmer mit dem Sonnenlichtstrahl und den drei Wächte-
> rinnen wurden zu wöchentlichen Ereignissen; und bei jedem Anlass wurde ihm ein Blick
> durch das verstümmelte Laken auf einen anderen sieben Zoll großen Kreis des Körpers der
> jungen Frau gewährt. ... So bekam Doktor Aziz nach und nach ein Bild von Naseem in sei-
> nem Kopf, eine schlecht zusammenpassende Collage ihrer mehrfach inspizierten Teile.
> Dieses Phantasma einer geteilten Frau begann ihn zu verfolgen, und das nicht nur in seinen
> Träumen. Durch seine Vorstellungskraft zusammengeklebt, begleitete es ihn auf all seinen
> Runden, es zog in das Vorderzimmer seines Geistes ein, so dass er wach und schlafend in
> seinen Fingerspitzen die Weichheit ihrer kitzeligen Haut oder die perfekten kleinen Hand-
> gelenke oder die Schönheit der Knöchel spüren konnte; er konnte ihren Duft von Lavendel
> und Jasmin riechen; er konnte ihre Stimme und ihr hilfloses Lachen eines kleinen Mäd-
> chens hören; aber sie war kopflos, weil er ihr Gesicht nie gesehen hatte."

An diesem Punkt ist es allzu klar, dass die verschiedenen Krankheiten ein Vor-
wand waren, um ein begehrendes Subjekt zu verbergen, und das löchrige Tuch war
ein Trick, um ein entsprechendes Verlangen im Arzt zu wecken. Es ist leicht, sich
den Rest der Geschichte vorzustellen, da es sich um den Großvater und die Großmutter des Protagonisten des Romans handelt. Das Betttuch mit dem Loch ist das
Bild, das wir mitnehmen wollen. Wir können es auf eine Art von medizinischer Praxis anwenden, die sich auf einen einzelnen Teil des Körpers konzentriert, oder auf
eine spezifische akute Pathologie, und alles andere im Dunkeln lässt. Der menschliche Zustand, ob gesund oder krank, ist einer, er ist nicht die Summe von einzelnen

Teilen, die getrennt analysiert werden. Akute und chronische Zustände begleiten sowohl den Lebensweg von Einzelpersonen als auch den von ganzen Ländern. Von Mitternacht bis Mittag; von Mittag bis zur folgenden Mitternacht, wenn und wann immer sie kommen.

Literatur

1. Patel SA, Cunningham SA, Tandon N, et al. Chronic diseases in India – ubiquitous across the socioeconomic spectrum. JAMA Netw Open. 2019;2(4):e190404.
2. https://ncdalliance.org/news-events/news/ncd-voices-inform-india%E2%80%99s-programme-for-ncd-prevention-and-control 14.11.24
3. India State-Level Disease Burden Initiative Collaborators. Nations within a nation: variations in epidemiological transition across the states of India, 1990–2016 in the Global Burden of Disease Study. Lancet. 2017;390(10111):P2437–60.
4. Maciocco G. Santomauro. La salute globale. Rom: Carocci Faber; 2017.
5. Song Y, Huang Y, Song Y, et al. Birthweight, mediating biomarkers and the development of type 2 diabetes later in life: a prospective study of multi-ethnic women. Diabetologia. 2015;58:1220–30. https://doi.org/10.1007/s00125-014-3479-2.
6. Portale Diabete. https://www.portalediabete.org/pregiudizi-diabetici/.
7. Wangnoo SK, Maji D, Das AK, Rao PV, Moses A, Sethi B, Unnikrishnan AG, Kalra S, Balaji V, Bantwal G, Kesavadev J, Jain SM, Dharmalingam M. Barriers and solutions to diabetes management: an Indian perspective. Indian J Endocrinol Metab. 2013;17(4):594–601. https://doi.org/10.4103/2230-8210.113749. PMID: 23961474; PMCID: PMC3743358.
8. Lumagbas LB et al. Non-communicable diseases in Indian slums, re-framing the social determinants of health. Glob Health Action. 2018;11(1):1438840. Veröffentlicht online am 28. März 2018.
9. Rushdie S. Midnight's children. London: Jonathan Cape; 1981.

Asthma kann tödlich sein, Zusammenleben möglich

10

Rom, ein 11-jähriger Junge starb an einem Asthmaanfall, während er im Verkehr auf einer Autobahn feststeckte.

„Der Junge war mit seiner Mutter und seiner Tante im Auto unterwegs zum Krankenhaus. Trotz des Eingreifens einer Verkehrspatrouille und des notfallmedizinischen Personals, das mit zwei Krankenwagen und einem Notarztwagen eintraf, starb der Junge leider. Eine Untersuchung wegen Totschlags wurde eingeleitet. Der Junge schaffte es nicht, er stieg aus dem Auto seiner Mutter aus und sagte: ,Ich kann nicht atmen, ich ersticke.' Die Frau, Ioana, und seine Tante versuchten, dem Jungen zu helfen, sahen ihn aber zyanotisch werden und das Bewusstsein verlieren. Um sie herum steckten Autos im Verkehr fest, wie an jedem Wochentag auf der Cristoforo Colombo (Corriere della Sera, 19. April 2019)."

Ein 8-jähriger Junge starb an Asthma.

„Einen Monat lang schliefen die Eltern neben dem Körper des Jungen. Das Paar sagte dem Richter: ,Wir dachten, er schläft, wir wollten ihn mit Gebeten wecken.' Das Paar wird wegen fahrlässiger Tötung angeklagt. Die Eltern, die nicht an traditionelle Medizin glaubten, behandelten ihren Sohn angeblich mit ,chinesischen Heilmitteln' und homöopathischen Methoden (Cronaca di Girona, 1. Dezember 2017)."

Ein 11-jähriger Junge starb nach einem Asthmaanfall.

„Die Stadt Osio Sotto trauert um den Tod eines 11-jährigen Jungen, Massimiliano Bassi, der von einem tödlichen Asthmaanfall getroffen wurde. Die Versuche, ihn in den Ospedali Riuniti in Bergamo wiederzubeleben, wohin Massimiliano von seiner Familie am Samstagabend gebracht wurde, als er krank wurde, scheiterten. Der 11-jährige Junge, der schon lange unter Atemproblemen litt, lebte in Osio Sotto mit seinem Vater, seinem älteren Bruder und seiner Großmutter. Seine Mutter starb vor vier Jahren. Die Beerdigung wird am Nachmittag stattfinden (L'Eco di Bergamo, 17. Dezember 2008)."

Wir kennen die klinischen Details dieser drei unglücklichen Fälle nicht. Die Medienberichte weisen auf Fehler hin, wie das Kind, das nur mit Gebeten behandelt wurde, die Eltern, die nicht an wissenschaftliche Behandlung glaubten und sich auf

D. Rinnenburger, *Chronische Erkrankungen*, https://doi.org/10.1007/978-3-031-68960-4_10

chinesische Kräuter und Homöopathie verließen. Die Realität ist jedoch viel komplexer. Kaum wird jemals darauf hingewiesen, dass die Behandlung möglicherweise nicht verschrieben wurde, weil die Krankheit nicht diagnostiziert wurde, oder dass sie möglicherweise nicht befolgt wurde, vielleicht weil die Eltern nicht glaubten, dass die verschriebene Medikation wirken würde. Die Tatsache bleibt: Asthma tötet weiterhin, wenn auch die Zahlen in den letzten Jahrzehnten deutlich rückläufig sind. Ein kürzlich erschienener Artikel von Mukherjee [1] schätzt eine Sterblichkeitsrate von 2,0–2,4 pro 100.000 Einwohner in Großbritannien, d. h. 1250 Menschen pro Jahr. In Deutschland [2] beträgt die Sterblichkeitsrate 1,4 für Frauen und 1,0 für Männer pro 100.000 Einwohner, insgesamt 1050 Menschen pro Jahr: Das sind zu viele, da oft vermeidbare Todesfälle.

Die Ursachen sind vielfältig: Ein nahezu tödlicher Phänotyp von Asthma wird besonders gefürchtet, weil er innerhalb weniger Stunden und manchmal nur Minuten schnell zu einem schweren Zustand degeneriert, der zur Intubation und/oder Krankenhauseinweisung auf die Intensivstation führt. Es wird geschätzt, dass jedes Jahr etwa 5 von 100.000 Asthmatikern einen fast tödlichen Anfall erleiden [3]. Statistiken sind schwer zu erstellen, weil viele Menschen zu Hause, bei der Arbeit oder auf dem Weg zur nächsten Notaufnahme sterben. Besonders aggressive Atemwegsviren oder Bakterien gehören auch zu den Todesursachen. In anderen Fällen suchten die Menschen einfach zu spät nach Hilfe. Aber viele extreme Notfälle und wahrscheinlich viele Todesfälle könnten vermieden werden, wenn alle Menschen mit Asthma einen Aktionsplan hätten, d. h.: einfache Anweisungen, was im Notfall zu tun ist.

Besondere Rücksicht sollte auf Menschen genommen werden, die „vergessen", ihre Medikamente einzunehmen, weil sie ihre Erkrankung verleugnene und auf die, die sich schämen, die Krankheit zuzugeben. Eine Episode der Fernsehserie *Lost* ist in dieser Hinsicht sehr lehrreich. Shannon, eine der Überlebenden des Flugzeugabsturzes, die auf der Insel lebt, hat einen Asthmaanfall. Da sie ihr Gepäck verloren hat, hat Shannon ihre Asthmamedikamente nicht. Ihr Freund erinnert sie jedoch daran, dass sie sich immer für ihren Zustand geschämt hat und sie die Medikamente von Anfang an nicht bei sich hatte. Er war es, der sie oft für sie tragen musste. Shannon wird panisch, und jemand in der Gruppe versucht, sie zu beruhigen, indem er ihr sagt, dass das Asthma nur in ihrem Kopf ist, dass der Anfall vorübergeht, wenn sie langsam atmet. Natürlich gehen Anfälle oft vorbei; aber nicht immer; und Tachypnoe – schnelles Atmen – und Hyperventilation können Bronchospasmen auslösen. Im Großen und Ganzen ist die Episode von *Lost* nicht sehr lehrreich, sie betont die Idee, dass „Asthma nur in deinem Kopf ist"; es hätte gereicht zu sagen: „Asthma ist *auch* in deinem Kopf." Durch die Reduzierung der hervorgerufenen Angst kann die psychologische Komponente eingedämmt werden. Die Episode wurde von Millionen von Menschen gesehen, und wir wissen, wie wichtig unterschwellige Botschaften sind. Wie auch immer, am nächsten Tag findet einer der Überlebenden ein Kraut im Dschungel, das helfen kann: Was für ein Glück für Shannon, die nicht nur auf ihren Kopf angewiesen sein wird, um zu atmen …

Marcel Proust litt zu einer Zeit, als es keine Notaufnahmen, keine Notfallmedikamente, geschweige denn Notfallspezialisten gab, an bronchialem Asthma. Proust musste seinen Zustand selbst behandeln. Er tat dies, indem er seiner treuen Dienerin Celeste Notizen hinterließ, die zeigen, wie vorsichtig er war, um das zu vermeiden, was wir heute als Auslöser bezeichnen:

> „Mir ist so heiß, dieser ständige Husten lässt mich schwitzen. Ich werde versuchen, etwas heißen Kräutertee zu trinken. Warm, aber nicht aufgewärmt. Die Frucht darf nicht zu reif sein (vielleicht einige deiner Trauben) … Ich muss dreitausend Mal gehustet haben. Ich habe keine Schultern, keinen Magen, nichts mehr übrig. Es ist schwer zu glauben. Ich brauche warme Unterwäsche und Wollpullover. Sieh zu. Die Unterwäsche hat einen stechenden Geruch, der mich unnötig husten lässt. Ich hoffe, du wirst meine Anweisungen berücksichtigen, sonst wirst du mich verärgern."

Während einer asthmatischen Krise ist der Betroffene oft nicht in der Lage zu sprechen. Was für eine Erleichterung ist in dieser Situation die Notfallmedizin! Es spielt keine Rolle, ob Ärzte hastig handeln, sie tun dies zum Wohl des Patienten. Wir sind alle davon überzeugt, weil wir medizinische Dramen im Fernsehen gesehen haben, die vorzugsweise in Krankenhäusern und Notaufnahmen stattfinden. Es ist nicht notwendig, mit einem Patienten während einer intravenösen Spritze zu sprechen: Das Wichtigste ist, dass es funktioniert. Es funktioniert so gut, dass der Patient meist das Krankenhaus wieder zu Fuß verlassen kann. Das kritische Ereignis ist vorbei. Ich denke, Proust hätte die Vorteile, die die Medizin in einem Notfall bieten kann (Abb. 10.1), zu schätzen gewusst.

Während er *Auf der Suche nach der verlorenen Zeit* schrieb, verbrachte Proust fast jede Nacht in einem eiskalten Raum mit zahlreichen Mänteln: Heute würden wir dies als Notfall bezeichnen. Der Schriftsteller hatte tatsächlich befohlen, den Kamin auch bei kältestem Wetter nicht anzuzünden, weil er verstanden hatte, dass die dadurch entstehende Verschmutzung (heute nennen wir dies Innenraumverschmutzung) seinen Zustand verschlimmerte. Prousts Zeiten sind vorbei, und auch die Krankheit, an der er litt, hat sich verändert. Es ist notwendig, dramatische Fakten zu erzählen, um die Funktion der Asthmaschulung hervorzuheben. Weil Asthma zwei Seiten hat: Es gibt die dramatischere und emotional involvierende

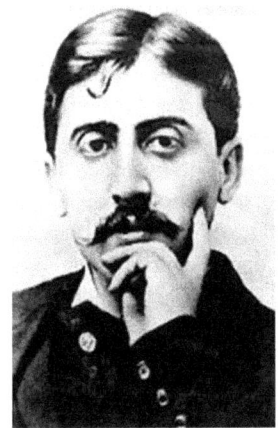

Abb. 10.1 Marcel Proust (1871–1922). (Credit: Otto Wegener [1849–1924], derivative work: Morn, Public Domain, via Wikimedia Commons)

Seite und die langsame, langweilige, entnervende Chronizität. Asthma ist eine zweischneidige Krankheit, die das Dilemma widerspiegelt, vor dem jeder Gesundheitsfachmann – Arzt oder Krankenschwester –, aber auch die betroffene Person steht. Einerseits sind Gesundheitsfachleute in einem Notfall gefordert, effektiv und effizient zu sein, sie müssen zeigen, dass sie in der Lage sind, die Situation dank all ihrer erworbenen Fähigkeiten zu lösen. In diesem Zustand ist der Patient wirklich „geduldig", d. h. passiv, und das gerne, denn die Kompetenz des medizinischen Personals wird das Problem lösen und dem Patienten das Leben ermöglichen. Andererseits haben wir auch die Art von medizinischer Untersuchung, bei der ein Arzt immer wieder die gleiche Behandlung wiederholt, und die nächtliche kleinere Krise, die langweilige Krise, die einen wachhält, überwunden mit einem Hub eines Bronchodilatators; das Medikament ist immer das gleiche, und die Familienmitglieder gewöhnen sich an diese Routine. Ein häufiger Kommentar einer asthmatischen Ehefrau über das Verhalten ihres Mannes lautet: „Er wacht nicht einmal auf und ich ersticke!" Menschen, die an einer chronischen Krankheit leiden, stehen täglich vor Herausforderungen: Sie können auf der einen Seite in bestimmten Situationen kaum irgendeine Art von Anstrengung ertragen, sodass sie z. B. trotz der frischen Luft das Wandern in den Bergen vermeiden wollen. Auf der anderen Seite könnten Ärzte, die dieselben chronischen Patienten und Klienten unzählige Male behandeln – Patienten, die sich über dasselbe alte Problem beklagen, aber es versäumt haben, die verschriebenen Medikamente regelmäßig einzunehmen –, bedauern, stattdessen keine Krankenhauskarriere verfolgt zu haben, die Art von schneller, zufriedenstellender Arbeit, die oft mit effizienter Teamarbeit in Krankenhäusern ausgeführt wird, anstatt sich jeden Tag mit denselben Problemen auseinandersetzen zu müssen. Nur sehr wenige Ärzte haben ursprünglich den Wunsch gehabt, Gesundheitserzieher zu werden. So finden sich Ärzte in ihrer Beziehung zu chronischen Patienten oft in Situationen wieder, für die sie nicht ausgebildet wurden; einige werden frustriert und zynisch.

> „Bronchialasthma ist eine chronische entzündliche Atemwegserkrankung, die durch reversible Atemwegsobstruktion der Bronchien bei prädisponierten Individuen gekennzeichnet ist. Die klinischen Symptome sind anhaltender Husten, Atemnot, Engegefühl in der Brust und Keuchen (asthmatische Krisen)" [4].

Diese wesentliche Definition beschreibt eine potenziell tödliche Krankheit, die uns seit der Antike bekannt ist. Die Ursachen der Krankheit sind immer noch nicht vollständig verstanden und eine radikale Therapie ist noch nicht gefunden worden.

Asthma war seit Mitte der 1970er-Jahre weltweit auf dem Vormarsch und verursachte hohe soziale Kosten. Die Gründe für diesen erheblichen Anstieg, insbesondere bei Kindern, waren unbekannt. Der Anstieg scheint gestoppt. Bis vor wenigen Jahren wurde angenommen, dass dieser Anstieg auf höhere Innenraumverschmutzung (Rauch) und Außenverschmutzung zurückzuführen ist. Nach dem Fall der Berliner Mauer wurden mehrere vergleichende Studien durchgeführt, die Ost- und Westdeutschland verglichen. Eine bekannte Studie, durchgeführt von Erika von Mutius, fand weniger Fälle von Asthma im östlichen Teil des Landes, trotz höherer

Luftverschmutzung und eines viel schlechteren Lebensstils [5]. Diese Forschung wurde als „Hygiene-Hypothese" zusammengefasst, die weltweit diskutiert wurde und zu Vereinfachungen wie: Schmutz ist gesund oder andersherum, steril ist schädlich, führte. Eine Überprüfung dieser Hypothese im Jahr 2012 [6] kommt zu dem Schluss, dass Lebensstilelemente, die die Exposition von Kindern und ihrem Immunsystem gegenüber verschiedenen Mikroben in verschiedenen Entwicklungsstadien bestimmen, erklären können, warum bestimmte in Haushaltsstaub gefundene Mikroben vor Atopie schützen können. Mit anderen Worten: Diejenigen, die stärker Mikroben ausgesetzt sind, wie Kinder, die mit Tieren in ländlichen Gebieten aufwachsen, werden in der Zukunft weniger unter Asthma und Allergien leiden. Es gibt jedoch keine Beweise dafür, dass eine Vernachlässigung der persönlichen Hygiene eine zukünftige asthmatische Erkrankung verbessern wird.

Andere Studien haben die genetische Rolle betont, z. B. durch die Untersuchung von Zwillingen von Eltern mit Asthma, sowie die Umweltkomponente, bei Zwillingen mit gesunden Eltern [7]. Die Vorstellung von Asthma als psychosomatischer Krankheit wurde aufgegeben, insbesondere seitdem ein besseres Verständnis der entzündlichen Mechanismen erlangt wurde. Dies schließt natürlich nicht die Existenz von vielen verschiedenen Bewältigungsstilen und Erfahrungen der Krankheit aus, basierend auf der Persönlichkeit und Geschichte der Patienten, dem familiären und sozialen Hintergrund. Ein psychotherapeutischer Ansatz kann oft hilfreich sein, aber nicht, weil die Ursachen der Krankheit psychologisch sind: Einige psychologische oder psychodynamische Bedingungen, wie das Fehlen von Medikamenten, können die Situation verschlimmern und zu ernsthaften Konsequenzen führen.

All dies unterstreicht, wie schwierig es ist, die Ursachen von Asthma zu erklären. Wenn eine lineare Erklärung einer Krankheit nicht angeboten werden kann, ist es schwierig, Patienten zur Therapietreue zu bewegen. Es gibt keine Heilung, um Asthma endgültig zu beseitigen, aber wir haben sehr wirksame Therapien, um die Krankheit zu kontrollieren. Kontrolliertes Asthma bedeutet: keine Anfälle, eine Atemfunktion, die so normal wie möglich ist mit größerer Widerstandsfähigkeit gegen Stress, und ruhige Nächte. Mit den heute verfügbaren Inhalationstherapien sind diese Ziele in den meisten Fällen leicht zu erreichen. Die Ausnahme ist das nahezu tödliche Asthma, das oben erwähnt wurde und andere Eigenschaften hat.

Es wird geschätzt, dass über die Hälfte der Patienten (30–80 % bei Berücksichtigung aller Krankheiten) die Verschreibungen des Arztes nicht befolgen. Es gibt zahlreiche Interpretationen dieses Phänomens. Eine Erklärung ergab sich aus einem Censis-Bericht, der sich auf die Gesundheitsgewohnheiten der Italiener konzentrierte. Die Ergebnisse des Berichts sind heute noch gültig, obwohl sie etwa 20 Jahre zurückliegen [8]. Der Bericht zeigt, dass die Probanden medizinische Spezialisten oder Techniker bevorzugen, um ihre Probleme zu lösen. Während in der medizinischen Praxis sehr langsam ein empathischer, offener und verhandelnder Ansatz entsteht, scheinen die Patienten ein veraltetes Gesundheitsmodell zu bevorzugen, in dem alle ihre Probleme von einem autoritären Arzt gelöst werden.

Oder nehmen moderne Patienten eine Rolle ein, in der sie die höchste technische Expertise des Arztes schätzen, der die entsprechenden Informationen liefert, während die endgültige Entscheidung, wie die Krankheit zu bewältigen ist, bei der betroffenen Person selbst liegt, die das Recht hat, andere Spezialisten zu konsultieren (einschließlich, wie wir wissen, Praktiker der sogenannten komplementären Medizin). Patienten, die nach Luft ringen, kümmert es nicht, ob ihre Therapie evidenzbasiert ist (basierend auf Wirksamkeitsnachweisen). Tatsächlich wenden sich zahlreiche Patienten der alternativen Medizin und teuren Behandlungen zu. Sie erwarten von diesen Spezialisten, dass sie ihnen sagen, dass die Krankheit heilbar ist, und nicht, dass die Krankheit chronisch ist und mit Höhen und Tiefen für den Rest ihres Lebens bestehen bleibt. Dazu ist man oft überzeugt, dass die alternativen Methoden keine Nebenwirkungen haben, denn oft ist die Angst vor den Nebenwirkungen der „konservativen" Medizin größer als die Angst vor der Erkrankung selbst, und hier kann eine gut kommunizierte Information sehr hilfreich sein.

Die Ursachen für die Nichtbefolgung der Therapie sind noch vielfältig und komplex. Es wurden mehrere Phänotypen der Nichtbefolgung der Therapie identifiziert [9]: Patienten sind sich nicht der Bedeutung der Befolgung von Medikamentenverschreibungen für ihre Gesundheit und ihr langfristiges Wohlbefinden bewusst; die Therapie ist zu komplex; die betroffenen Personen können ein kognitives Defizit haben, eine beginnende, nicht erkannte Demenz. Patienten können persönliche falsche, irrationale oder widersprüchliche Überzeugungen von dem Medikament haben, oder sie sind einfach nicht überzeugt, dass das Medikament wirksam ist. Ich würde hinzufügen, dass Patienten manchmal die Vorstellung, an der vom Arzt diagnostizierten Krankheit zu leiden, nicht verinnerlicht haben; selbst wenn sie schwierige und gefährliche Episoden erlebt haben, versuchen sie, die Realität zu leugnen. Es ist offensichtlich, dass alle Phänotypen der Non-Adhärenz unterschiedliche Lösungen haben können, aber sie werden selten gründlich analysiert.

Eine weitere Ursache für die Nichtbefolgung der Therapieanweisungen ist die schlechte Ausbildung, die viele Hausärzte und Kinderärzte im Bereich Asthma und Pädagogik erhalten haben. Sowohl Ärzte als auch Patienten neigen dazu, diese Krankheit zu unterschätzen, und verlassen sich – wenn nötig – auf die Notaufnahme. Auch der Mangel an Zusammenarbeit zwischen Notaufnahmen und ambulanten medizinischen Einrichtungen ist aussagekräftig in Bezug auf die zwei Gesichter der Medizin: Notfall und Erfolg auf der einen Seite, ambulante Versorgung, Chronizität und Niederlage auf der anderen.

Es ist wahr, dass heute neue Therapien für schweres Asthma, das nicht mit Standardtherapien behandelbar ist, verfügbar sind. Diese Biologika sind Antikörper, die sich an Immunglobulin E oder Interleukin 5 binden, je nach Art des Asthmas. Sie sollten in spezialisierten Zentren verabreicht werden; aber auch dies ist eine langfristige Behandlung, die mit anderen Basistherapien kombiniert werden sollte. Wird die Behandlung unterbrochen, hört die Wirkung auf. Wir sind noch weit davon entfernt, eine Therapie zu finden, die Asthma mit einer kurzen Behandlung vollständig heilen kann.

Die katastrophalen Daten zur Compliance haben sich in 20 Jahren nicht geändert: Nur einer von drei Patienten hält sich an die Therapie. Bei einer tiefer gehenden Untersuchung des Problems treten Inkonsistenzen auf, wie eine systematische Überprüfung der Literatur, veröffentlicht 2015 im *European Respiratory*

Journal zeigt [10]. Von über 2000 Studien wurden nur 23 akzeptiert, weil sie die Qualitätskriterien erfüllten.

Allmähliche Anpassungen der Therapie, die darauf abzielen, sofortige Linderung zu bieten und die Entzündung zu kontrollieren, sind wichtig, um die Chancen eines Wiederauftretens zu verringern. Die Einhaltung der Therapie ist wesentlich, um ihre Vorteile zu maximieren. Eine gute Adhärenz ist mit einer Reduzierung der Symptome, Mortalität, direkten und indirekten Kosten und einer Verbesserung der Lebensqualität verbunden. Die Adhärenz liegt bei Kindern unter 50 % und bei Erwachsenen zwischen 30–70 %, abhängig von Land, Ethnie, Alter und Geschlecht.

Die niedrige Adhärenzrate wurde auf Sicherheitsbedenken bezüglich Kortikosteroiden und Inhalatoren (Steroid-Phobie) zurückgeführt, die mit einer geringeren Wachstumsrate bei Kindern und einem erhöhten Risiko für Lungenentzündung verbunden sind, was aber nur für oral verabreichte Kortisonpäparate gilt, nicht für die inhalierten. Die Adhärenz ist höher, wenn Kortikosteroide nur einmal täglich verabreicht werden. Es sollte auch darauf hingewiesen werden, dass nicht alle Studien eine Reduzierung der Krankheitsschübe bei erhöhter Adhärenz bestätigt haben. Einige Patienten reduzieren ihre Medikation selbst, ohne dass die Symptome schlimmer werden, während andere trotz guter Therapietreue unkontrollierte Symptome zeigen.

Es ist auffällig, dass die Inhalationstechnik in Studien generell nicht überwacht wird, wie die Literaturübersicht zeigt. Ich habe ein kuriodes Beispiel in meiner Praxis erlebt: Ein älterer Herr sprühte sein Spray, ein Dosieraerosol, das Medikament, das für die chronisch obstruktive Bronchitis vorgesehen war, in sein Ohr, weil er auch an einer äußeren Otitis litt.

Die Asthmaerkrankung ist komplex und vielleicht handelt es sich nicht einmal um eine einzige Krankheit. Es können verschiedene Phänotypen identifiziert werden und, auch wenn die Forschung noch im Gange ist, wird immer deutlicher, dass die Therapie dies berücksichtigen sollte [11]. Es ist vernünftig zuzugeben, dass Menschen, die an dieser komplexen Krankheit leiden, Grund haben, die Medikation zu reduzieren, wenn sie das Gefühl haben, dass sie ihnen nicht hilft, und wenn die Angst vor Nebenwirkungen größer ist als der Nutzen. Wie bei vielen anderen Krankheiten arbeiten wir auf eine Präzisionstherapie hin oder, um es metaphorisch auszudrücken, eine maßgeschneiderte Therapie. Diese Krankheit, wie viele chronische Probleme, erfordert meistens eine lebenslange Therapie, aber es ist gut zu bedenken, dass die Therapie angepasst werden kann. Diese dauernde Anpassung ist eine Herausforderung für die Kooperation zwischen Arzt und Patient.

Literatur

1. Mukherjee M, Gupta R, Strachan D, et al. Asthma mortality in the UK and member nations between 2001 and 2011. Eur Respir J. 2016;48(60):4584.
2. Steppuhn H et al. Zeitliche Trends in der Inzidenz und Sterblichkeit respiratorischer Krankheiten von hoher Public-Health-Relevanz in Deutschland. J Health Monitor. 2017;2(3):3–33. https://doi.org/10.17886/RKI-GBE-2017-049.
3. Seale J. Asthma deaths: where are we now? Aust NZJ Med. 1991;21:678–9.

4. Chung KF, Wenzel SE, Brozek JL, et al. International ERS/ATS guidelines on definition, evaluation and treatment of severe asthma. Eur Respir J. 2014;43:343–73.
5. Von Mutius E, Martinez FD, Fritzsch C, et al. Prevalence of asthma and atopy in two areas of West and East Germany. Am J Respir Crit Care Med. 1994;149(2 Pt 1):358–64.
6. Fishbein AB, Fuleihan RL. The hygiene-hypothesis revisited: does exposure to infections protect us from allergy? Curr Opin Pediatr. 2012;24(1):98–102.
7. Latinen T, Rasanen M, Kapiro J, Koskenvuo M, Laitinen LA. Importance of genetic factors in adolescent asthma: a population-based twin-family study. Am J Crit Care Med. 1998;157(4):1073–8.
8. Censis. La domanda di salute negli anni Novanta. Comportamenti e valori dei pazienti italiani. Mailand: Franco-Angeli; 1998.
9. Cartabellotta A. La non-compliance alla terapia farmacologica: strategie diagnostico-terapeutiche. Evidence. 2013;5(7):e1000051.
10. Engelkes M, Janssens HM, de Jongste JC, et al. Medication adherence and the risk of severe asthma exacerbations: a systematic review. Eur Respir J. 2015;45:396–407.
11. Pembrey L, Barreto ML, Douwes J, et al. Understanding asthma phenotypes: the World Asthma Phenotypes (WASP) international collaboration. ERJ Open Res. 2018;4(3):00013–2018.

Schulung als Therapie: Eine Geschichte des Scheiterns? 11

Im letzten Jahrzehnt des 20. Jahrhunderts wurden „Asthmaschulen" gegründet. Ihr Ziel war es, die Kultur der therapeutischen Erziehung zu verbreiten, um die Fähigkeit der Patienten zur Selbstverwaltung ihrer Krankheitsbehandlung zu entwickeln. In Italien basierten diese Aktivitäten fast ausschließlich auf dem guten Willen und Idealismus sehr weniger Ärzte, die oft hart kämpfen mussten, um geeignete Räume und Zeiten für die Bildung von Patienten zu finden, die sonst diagnostischen und therapeutischen Aktivitäten gewidmet waren. Lokale öffentliche Gesundheitssysteme bieten diesen Service in Italien kaum an, sodass unweigerlich Probleme mit Kosten und Zeit auftreten. Sehr wenige „Asthmaschulen" tauchten in Italien nur für ein paar Jahre auf; in einigen Fällen haben sie sich in etwas anderes verwandelt, z. B. medizinische Kongresse, die für die Teilnahme der Patienten offen sind.

Meine persönliche Erfahrung: Mit viel Begeisterung startete ich zusammen mit einer Kollegin und zwei Physiotherapeuten in den 1990er-Jahren eine solche Initiative in einer Rehabilitationsklinik in Rom. Über 2 Jahre hinweg führten wir „Asthmaschulkurse" für Kinder und Erwachsene durch. Diese Kurse fanden in vier 2-stündigen Sitzungen statt, in denen wir über Asthma sprachen und kleine Atemübungen machten sowie gemeinsam die Inhalation des Dosieraerosols für Asthma übten; eine Sitzung war der Notfallbewältigung gewidmet. Die Nachmittage mit Kindern verschiedener Altersgruppen waren fröhlich und laut: Eltern, Großeltern, Kindermädchen kamen; die Kinder rollten auf den Teppichen und machten Atemübungen mit den Physiotherapeuten. Uns war durchaus bewusst, dass Physiotherapie nicht der erste Ansatz bei Asthma ist, aber körperliche Aktivität schafft eine Bindung zwischen Menschen, besonders bei Kindern. Es gab einen lebhaften Austausch von Ideen zwischen den Eltern. Natürlich kamen nicht alle Asthmatiker an allen 4 Nachmittagen: Nicht jeder kann einen Nachmittag pro Woche für 4 Wochen einplanen. Leider haben wir keine Nachuntersuchungen und Kontrollstudien durchgeführt, da wir zu sehr in unseren täglichen Routinen vertieft waren. Nach einer Weile schloss die Schule wegen Mangel an Ressourcen: Keiner der Lehrer wurde bezahlt und die Arbeitssituation der Ärzte hatte sich geändert. Keine öffentliche In-

D. Rinnenburger, *Chronische Erkrankungen*, https://doi.org/10.1007/978-3-031-68960-4_11

stitution war an der Initiative interessiert. Ich blieb mit dem Gefühl zurück, technische Informationen, aber auch Emotionen und intime Geschichten über das geteilt zu haben, was wir heute *Coping* nennen, die Bewältigung der Krankheit. Es ist eine nostalgische Erinnerung. Heute kann diese Art von Bildungs- und Informationsfunktion in kurzen Videos und eBooks gefunden werden (Abb. 11.1).

Trotz der Vorteile von therapeutischen Schulungskursen, die besonders deutlich im Fall von Krankheiten wie Asthma sind, haben eBooks und Bildungsfilme in letzter Zeit an Beliebtheit gewonnen.

In anderen Teilen der Welt, außerhalb Italiens, gibt es andere Erfahrungen. In Kanada z. B. wird unmittelbar nach einer medizinischen Untersuchung ein Selbstmanagementprogramm durchgeführt, von einer spezialisierten Krankenschwester. Die Krankenschwester hat die Aufgabe, die verschriebene Inhalationstherapie zu erklären und zu demonstrieren, auf die Probleme der Patienten zu hören und die Einhaltung zu überprüfen. Tatsächlich verbessert diese Art von Organisation die Therapieadhärenz. Und ganz interessant ist, dass der Patient, der sich im Notfall an die Notaufnahme wendet, nachweisen sollte, dass er eine Schulung gemacht hat, die kostenlos ist. Die Teilnahme an Asthma-Schulungsprogrammen ist generell aus verschiedenen Gründen gering. Kurse sind selten und nur in wenigen Zentren verfügbar; das Programm ist zu komplex und zeitaufwendig; Ärzte sind nicht für diese Art von Aktivität ausgebildet. Es ist schwer vorherzusagen, wer am Programm teilnehmen wird und wer nicht; tatsächlich sind weder das Alter noch die Schwere der Pathologie bestimmende Faktoren. Es ist bekannt, dass die Mehrheit der Patienten Nichtraucher sind. Es wird angenommen, dass Patienten, die sich an Schulungsprogramme halten, auch mehr der Therapie folgen, d. h., sie sind motiviert, ihren Zustand zu behandeln. Diese Ergebnisse sind entmutigend, weil sie darauf hinweisen, dass es schwieriger ist, diejenigen zu erreichen, die am meisten Hilfe benötigen, diejenigen mit höheren Einweisungsraten. Trotz oft fehlender Ergebnisse ist es wichtig, auf dem Weg der Erziehung zum Selbstmanagement gerade bei Asthma zu bestehen. Dies ist ein Weg der engen Zusammenarbeit zwischen Gesundheitsfachleuten einerseits und Patienten, Familie und Lehrern andererseits. Wenn diese Aktivitäten einfacher und zugänglicher gemacht und vielleicht Teil der Praxis von Allgemeinmedizinern wären, wie Boulet erklärt [1], würde die Situation sich verbessern.

In Deutschland ist die Situation anders. Schulungsprogramme werden in vielen Realitäten, vor allem in den großen Kliniken, angeboten. Dazu kommen seit 2002 Disease-Management-Programme (DMP), die für eine Vielzahl von chronischen Erkrankungen bewilligt worden sind. Patientenschulung ist dort oft eingebettet. Patienten können sich bei den Krankenkassen in solche Programme einschreiben lassen, manchmal werden Bonusse vergeben, wenn sie daran teilnehmen. Es gibt eine Qualitätskontrolle, es gibt auch viel Bürokratie für die teilnehmenden Ärzte. Nicht klar ist die Beteiligung an den Programmen und deren langfristiger Erfolg.

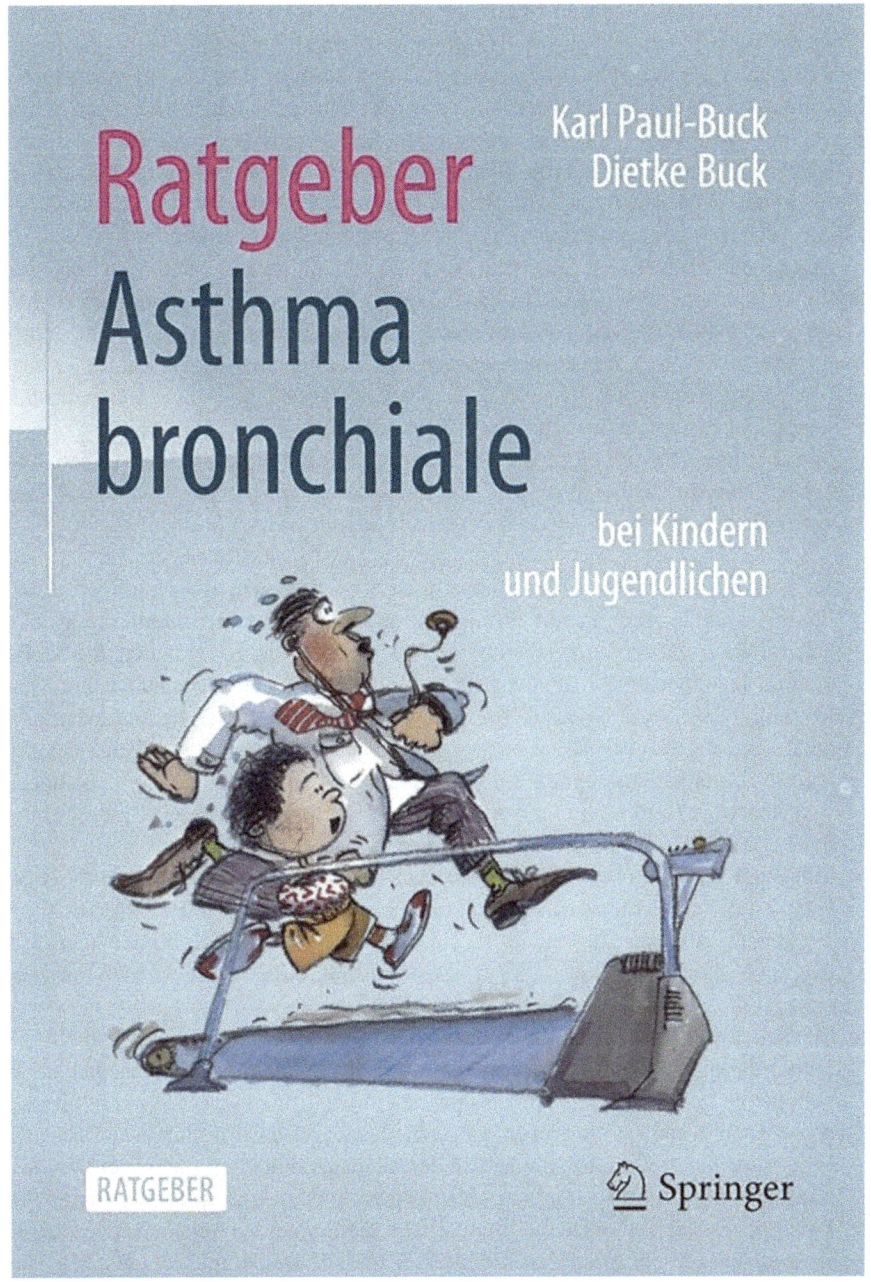

Abb. 11.1 Ein Beispiel für einen Ratgeber bei Asthma von Kindern und Jugendlichen, der 2022 im Springer-Verlag erschienen ist

Die geringe Teilnahme an Schulungsprogrammen ist vielleicht auch als eine Folge der Abkehr von der paternalistischen Medizin zu bewerten, die oft für Ärzte und Patienten bequem war, aber von der Kultur unserer Zeit als anachronistisch betrachtet wird. Manche Patienten wollen nicht mehr „geschult" werden und ältere Personen haben Mühe, ihre Lebensgewohnheiten grundsätzlich zu ändern. Doch verbessert Patientenschulung das Verhältnis zu den behandelnden Ärzten, das ja viele Patienten kritisieren, so schreibt das *Deutsche Ärzteblatt* schon im Jahr 2014 [2], und die Teilnehmer empfehlen das Programm weiter an andere Betroffene.

Einige der Hindernisse auf dem Weg zu einem neuen Paradigma wie der Schulungstherapie sind direkt auf die Patienten zurückzuführen. Patienten fühlen vielleicht nicht das Bedürfnis, behandelt zu werden, geschweige denn solche Schulungen zu „durchlaufen". Natürlich würden wir lieber Erwachsene und ihrer Krankheit bewusste Patienten behandeln, aber eines der Probleme ist, dass erwachsene Patienten „nicht zurück zur Schule gehen wollen".

Verschiedene Einstellungen der Patienten behindern einen pädagogischen Ansatz. Hier sind einige Beispiele, die die asthmatische Erkrankung betreffen, aber auch auf andere chronische Erkrankungen angewandt werden können:

- Menschen sind überzeugt, dass sie nicht an Asthma leiden. Trotz häufiger nächtlicher Anfälle leugnen sie, ein Problem zu haben. Sie bestehen darauf, die Krankheit anders zu benennen, wie Bronchitis oder Laryngitis, Krankheiten, die häufiger und akzeptierter sind, und vor allem ein Anfang und ein Ende haben. Die Verleugnung eines traumatischen Ereignisses – wie eines heftigen Asthmaanfalls oder einer chronischen Krankheit – ist eine bekannte Strategie. Solange Patientenihre Krankheit verleugnen, sind sie nicht bereit, an Schulungen teilzunehmen, in denen sie sich mit der eigenen Realität und der anderer, die als Spiegel empfunden werden, auseinandersetzen müssen.
- Menschen sind sich bewusst, dass sie an Asthma leiden, schämen sich aber und erzählen es niemandem. Ein Asthmatiker zeigt sich selten in der Öffentlichkeit mit einem Inhalator, besonders in einer Gesellschaft, die Krankheit und Tod leugnet und in der Asthma den Ruf hat, potenziell tödlich zu sein (die Krankheit erinnert die Menschen vielleicht an Tuberkulose).
- Menschen wissen, dass sie Asthma haben, sind aber überzeugt, dass sie nicht für immer darunter leiden werden: Sie glauben, dass die Krankheit vergehen wird. Patienten hören, was Ärzte ihnen sagen, aber überspringen das Wort „chronisch" und suchen weiterhin nach einer Wunderheilung. Diese Einstellung wird von den Massenmedien betont, die mit fesselnden Schlagzeilen über eine „Impfung, die Asthma heilt", oder triumphierenden Behauptungen wie: „Endlich wird eine Pille die Inhalatoren ersetzen" unmögliche Heilungen versprechen. Diese Einstellung wird auch durch den natürlichen Verlauf der Krankheit verstärkt, die lange stille Phasen aufweisen kann.
- Menschen verhalten sich manchmal auch wie Patienten eines anderen Zeitalters: Sie sind nostalgisch nach autoritären paternalistischen Ärzten, die bestimmen, was der Patient tun sollte. Patienten sind nicht bereit oder in der Lage, die geistige Anstrengung selbst zu machen.

- Menschen haben einen irrationalen Ansatz zur Krankheit. In dieser Kategorie gibt es verschiedene Bewältigungsstrategien. Die magische Version: Die Krankheit ist ein Zauber, der gebrochen werden muss. Die schuldige Version: „Was passiert ist, ist meine Schuld, also ist es nur richtig, dass ich außer Atem bin; und wenn das eine gerechte Strafe ist, kann ich nicht behandelt werden, weil ich die Strafe ertragen muss." Nach einer anderen Version davon ist die Krankheit die Schuld eines anderen, z. B. wenn Asthma am Arbeitsplatz auftritt (ausgenommen natürlich arbeitsbedingtes Asthma): „Wenn ich nicht arbeiten würde, würde nichts mein Asthma verursachen." Dies sind nur einige Beispiele für Bewältigungsstrategien. Sie sind oft nicht so klar und ändern sich im Laufe der Zeit.

Es ist wichtig, den Patienten zu ermöglichen, diese Einstellungen zu äußern, besonders wenn die Patientenschulung in Gruppensitzungen durchgeführt wird (wobei jedoch darauf geachtet werden muss, nicht in psychotherapeutische Sitzungen abzurutschen, für die Ärzte nicht ausgebildet sind).

Es ist wesentlich, dass chronisch kranke Patienten ausdrücken, was die Krankheit für sie bedeutet. Der Vorteil des Selbstmanagementansatzes in Gruppen besteht darin, dass verschiedene Formen des Umgangs auftauchen, die verglichen werden können, ohne dass der Arzt zu sehr eingreift, aber auch ohne das endgültige Ziel der Selbstverwaltung aus den Augen zu verlieren: maximales Patientenwohl mit minimaler notwendiger Medikation. Deshalb sollte der Patient die Therapie einhalten, die einfach und für fast jeden verfügbar ist, zumindest in Europa.

Angesichts der mangelnden Begeisterung der Patienten für Teamarbeit und der „Zeitverschwendung" beim Predigen ‚zu denjenigen, die bereits bekehrt sind, könnte man auch daran denken, wieder zu einem Einzelgespräch zwischen Arzt und Patient zurückzukehren oder die Aufgabe einer ausgebildeten Krankenschwester, wie in Kanada, zu übertragen. Diese Situation könnte den Ansatz mancher Patienten beeinflussen und entspannen.

Leitlinien wurden im Bereich der evidenzbasierten Medizin entwickelt, um die Beziehung des Patienten zum Facharzt und zum Allgemeinmediziner zu erleichtern. Leider gibt es auch in diesem Bereich erhebliche Kommunikationshindernisse. Das Problem wurde traurigerweise durch eine Studie bekannt – als die *Philadelphia Story*, die analysierte, wie angemessen die Asthmabehandlungen nach der Veröffentlichung der Leitlinien des World Asthma Project, gefördert von der WHO (Bericht 95–3659, 1995), in der Region Philadelphia waren. Die Verschreibungen schienen am Ende des Projekts weniger angemessen zu sein, d. h., die Leitlinien wurden wohl weder gelesen noch befolgt. Vielleicht lag das daran, dass sie zu komplex waren oder zu lang und zeitaufwendig; auf jeden Fall wurden sie nicht angewandt [2]. Dies wurde durch eine Studie von Barbara Yawn aus dem Jahr 2016 bestätigt [3], die die geringe Einhaltung der Asthmaleitlinien durch Hausärzte dokumentierte.

Die neuesten Asthmaleitlinien wurden 2023 veröffentlicht: Es handelt sich um einen noch komplexeren, differenzierteren Bericht, der 246 Seiten Leitlinien enthält, unterstützt durch Verweise auf über 800 bibliografische Einträge [4]. In diesem umfangreichen Bericht sind nur 5 Seiten dem „Geführten Asthma-Selbstmanagement,

Schulung und Fähigkeitstraining" gewidmet; weitere 3 Seiten sind der Bewältigung eines Asthmaanfalls mit einem schriftlichen Plan gewidmet. Der Bericht stellt fest, dass Forschung wichtig ist und gefördert werden sollte, aber insgesamt ist therapeutische Schulung kein Hauptthema.

Hier die „vier Cs" aus den Asthmaleitlinien der GINA (Global Initiative for Asthma):

- *Wählen* (engl. choose): Wählen Sie das richtige Gerät, den richtigen Inhalator.
- *Überprüfen* (engl. check): Überprüfen Sie die Inhalationstechnik jedes Mal.
- *Korrigieren* (engl. correct): Korrigieren Sie, wenn nötig.
- Bestätigen (confirm), d. h. jeder Arzt sollte in der Lage sein, das zu verwenden, was er verschreibt und vermeiden zu raten: „Lassen Sie es sich in der Apotheke erklären". (wo es eine lange Warteschlange geben könnte …)

Der GINA-Report [4] schlägt vor, schlechte Therapieadhärenz zu identifizieren. Zu diesem Zweck werden Ärzte ermutigt, einfühlsame Fragen zu stellen wie: „Mir ist bewusst, dass viele Patienten die Verschreibungen nicht einhalten; wie sieht es bei Ihnen aus? Im letzten Monat, an wie vielen Tagen konnten Sie das nicht tun?" Eigentliche sollte dies eine Selbstverständlichkeit sein. Patientenschulung, die darauf abzielt, das Selbstmanagement der Krankheit zu fördern, erfüllt nicht immer die Wünsche der Patienten. Einige Patienten ziehen es vor, verwaltet zu werden, anstatt lernen zu müssen, sich selbst zu verwalten, und entscheiden sich dafür, dass ein vertrauenswürdiger Arzt ihnen sagt, was sie tun sollen. Anleitung zum Selbstmanagement ist sowohl für Ärzte (oder Krankenschwestern) als auch für Patienten zeitaufwendig. Patienten sehen vielleicht nicht den Sinn darin, Zeit für die Krankheit aufzuwenden, besonders wenn sie sich noch nicht damit abgefunden haben, dass sie eine chronische Krankheit haben. Dies ist einer der Gründe, warum Patientenschulungen im Prozess der Eingliederung in unsere traditionelle medizinische Kultur von den Betroffenen boykottiert werden. Dies gilt für Asthma ebenso wie für Diabetes und viele andere chronische Erkrankungen.

Glücklicherweise sind jedoch von 1990 bis 2015 die durch Asthma verursachten Todesfälle um 26,2 % (von 0,55 auf 0,4 Mio. Todesfälle weltweit) gesunken, obwohl laut einer 2017 in *The Lancet* veröffentlichten Studie [5] die Prävalenz im gleichen Zeitraum um 12,6 % (von 318,2 auf 358,2 Mio.) gestiegen ist, danach laut anderen Studien aber wieder abgenommen hat. Wir wissen nicht, welchen Umständen der Rückgang der Sterblichkeit zu verdanken ist: sicherlich nicht einer Verbreitung von Schulungsprogrammen weltweit, da diese für die meisten Länder zu teuer sind. Vielleicht handelt es sich eher um neue und effektivere Medikamente und einfachere Inhalatoren; oder wir können annehmen, dass die Behandlung für einen größeren Teil der Weltbevölkerung zugänglicher ist, nach einer besseren Diagnosestellung.

Deutschland gibt seit 2002 viel Geld für Disease-Management-Programme aus. Eine weit angelegte Studie aus dem Jahr 2021 nimmt die Effizienz der deutschen Programme, was Diabetes und koronare Herzkrankheit (KHK) angeht, unter die Lupe [6]. Im Jahr der Studie (2020) nahmen mehr als 6 Mio. deutscher Patienten über 56 Jahre in einem der DM-Programme für diese beiden Erkrankungen teil, die in Deutschland für 40 % aller Todesfälle und 18 % der jährlichen Ausgaben verantwortlich sind. Es ist also naheliegend zu untersuchen, ob die DMP einen Einfluss auf die Mortalität der Bevölkerung haben. Manch eine Studie hat gezeigt, dass DMP die Mortalität vor allem bei Diabetes reduzieren, doch waren es keine vergleichenden kontrollierten Studien, denn in diesen Zeiträumen haben sich ja auch die Therapien verbessert. Deshalb untersucht diese Studie den Rückgang der Mortalität im Ländervergleich. Die Sterberate wurde in folgenden Ländern im Zeitraum 1998–2014 verglichen: Österreich, Belgien, Bulgarien, Kroatien, Zypern, Tschechische Republik, Dänemark, Estland, Finnland, Frankreich, Deutschland, Irland, Italien, Lettland, Litauen, Luxemburg, Malta, Niederlande, Polen, Portugal, Rumänien, Slowakei, Slowenien, Spanien, Schweden, Schweiz und Vereinigtes Königreich. Griechenland und Ungarn wurden wegen Datenmangel ausgeschlossen.

Das Ergebnis ist sehr ernüchternd. Das deutsche Disease-Management-Programm ist eines der größten und teuersten weltweit und doch wurde die Sterblichkeit der Bevölkerung durch diese Maßnahmen nicht reduziert, sicher sind nicht alle von diesen Erkrankungen Betroffenen erfasst, doch immerhin 6 Mio. von 25 Mio. der über 55 Jährigen waren dabei. Diese Studie wird kein Land ermutigen, viel Geld für Disease-Management-Programme auszugeben.

Wenn die Gelder nicht unendlich sind, könnte ein Disease-Management-Programm für eine gezieltere Gruppe z. B. für Hochrisikopatienten wie in den USA ein Weg sein.

Nun kann diese fast experimentelle Studie sicherlich von statistischer Seite diskutiert werden: Doch insgesamt ist die Lebenserwartung in Deutschland auch deutlich niedriger als in den meisten westeuropäischen Staaten (Deutschland: Männer 78,5 Jahre, Frauen 83,4; Italien: Männer 80,6, Frauen 85,1). Das stellte auch Gesundheitsminister Karl Lauterbach fest und will die Volksgesundheit mit der Gründung des BIPAM (Bundesinstitut für Prävention und Aufklärung in der Medizin) verbessern.

Wir kehren zum Asthma zurück. Weder die Wunderpille noch genetische Eingriffe oder Impfungen zur Ausrottung von Asthma sind in Sicht, auch wenn sehr teure Biologika die Situation des an schwer zu kontrollierendem Asthma Leidenden deutlich gebessert haben. Doch auch diese Medikamente funktionieren nur, solange sie verabreicht werden. Wir stehen vor der Realität eines Anstiegs dieser Krankheit bei Erwachsenen, während die Ausbreitung gleichzeitig bei Kindern aufzuhören scheint. Vor allem Kinder benötigen eine Selbstmanagement-Therapie, die Eltern, Großeltern, Babysitter und vor allem Lehrer in Schulen einbezieht. Die Effizienz der „Asthmaschulen" wurden schon 1998 nachgewiesen, der Umgang mit der Krankheit wird einfach, die Angst weniger und das Selbstvertrauen größer. Obwohl wir die Ursachen des Phänomens noch nicht kennen, geschweige denn seine zukünftige Entwicklung, haben wir guten Grund zu glauben, dass nur die richtige Behandlung von Kindern heute eine Armee von schweren Asthmapatienten morgen verhindern wird.

Asthma, wie alle chronischen Krankheiten, ist eine komplexe Krankheit. Vielleicht ist es nicht einmal eine einzige Krankheit, sondern mehrere pathophysiolo-
gisch unterschiedliche Krankheiten, die sich in ähnlicher Weise äußern.
Der Kontext, in dem Patienten Chronizität erleben, ist ebenfalls komplex. Was
wir tun können, ist den Dialog zwischen Bronchopneumologen, Asthma-
spezialisten, Hausärzten und Kinderärzten zu verbessern; zwischen Spezialisten
und Patienten; zwischen Notaufnahmen und lokalen Gesundheitseinrichtungen.
Schulungsprogramme zum Selbstmanagement können ein Schlüssel zu diesem
verbesserten Kommunikationsnetzwerk sein. Ärzte, die auch in Schulungen und
Pädagogik ausgebildet sind, sollten zur Routine werden, oder noch besser: Eine
pädagogische Ausbildung könnte ja auch im Medizinstudium stattfinden. Das nationale Gesundheitssystem sollte anerkennen, dass dies nicht nur kostensparend ist
(wie ausreichend demonstriert), sondern auch der Beginn einer tiefgreifenden kulturellen Veränderung, die notwendig ist, um einer Zukunft zu begegnen, die durch
die zunehmende Anzahl von Patienten gekennzeichnet ist, die an chronischen
Krankheiten leiden. Patientenschulungen, erzieherische Therapien sind begrifflich
veraltet, doch Kooperationen zwischen Gesundheitspersonal und Patienten sind
eine faszinierende Lösung – sie wurden bisher aber nicht ausreichend umgesetzt.
Mittel dafür sollten gezielt bereitgestellt werden. Die Zahl der chronisch Erkrankten steigt parallel zu den Erfolgsmeldungen der modernen Medizin. Langsam
erfährt Chronizität mehr Aufmerksamkeit – Kooperation im Zusammenleben setzt
eine Veränderung der Grundeinstellung voraus, sowohl bei dem „empowerten" Patienten, wie wir heute sagen, als auch beim Gesundheitspersonal, das wenn möglich mehr demokratisch und weniger patriarchalisch mehr Gehör finden wird.

Literatur

1. Boulet L-P. Asthma education: an essential component in asthma management. Eur Respir
   J. 2015;46:1262–4.
2. Erika S, Andrea S, Erik F-G. Arzt-Patient-Kommunikation: Schulung stärkt die Patienten.
   Dtsch Arztebl. 2014;111(39):A-1646. /B-1414/C-1346.
3. Yawn BP, Rank MA, Cabana MD, et al. Adherence to asthma guidelines in children, tweens
   and adults in primary care settings: a practice-based network assessment. Mayo Clinic
   Proceedings. 2016;91(4):411–21. https://ginasthma.org/wpcontent/uploads/2023/07/GINA-
   2023-Full-report-23_07_06-WMS.pdfGBD. Zugegriffen am 06.07.2023.
4. GBD 2015 Chronic Respiratory Disease Collaborators. Global, regional and national deaths,
   prevalence, disability-adjusted life years, and years lived with disability for chronic obstructive
   pulmonary disease and asthma, 1990–2015: a systemic analysis for the Global Burden of Disease Study 2015. Lancet Respir Med. 2017;5:691–706.
5. Burns J, Kurz C, Laxy M. Effectiveness of the German disease management programs: quasi-
   experimental analyses assessing the population-level health impact. BMC Public Health.
   2021;21:2092. https://doi.org/10.1186/s12889-021-12050-7.
6. Lang DM, Sherman MS, Polansky M. Guidelines and realities in the treatment of asthma. The
   Philadelphia story.Arch. Inter. Med. 1997;157:1193–200.
7. https://ginasthma.org/wpcontent/uploads/2024/05/GINA-2024-Strategy-Report-2405_22_
   WMS.pdf. Letzter Zugriff 22.5.24.

Primärversorgung, inkrementelle Versorgung und initiativ vorausschauende Gesundheitsversorgung

Vor über 50 Jahren, 1971, veröffentlichte Julian Hart, ein britischer Arzt, der als Allgemeinmediziner (General Practitioner [GP]) arbeitete, einen Artikel im *Lancet* mit dem Titel „The inverse care law" [1]. Der Artikel vertritt die These, dass die Verfügbarkeit von Gesundheitsversorgung umgekehrt proportional zu den Bedürfnissen der versorgten Bevölkerung ist. Dieses Gesetz wird stärker wahrgenommen in Gesellschaften, in denen die medizinische Versorgung am stärksten den Marktkräften ausgesetzt ist. Ausgehend von dieser Intuition wurde ein Modell namens „Anticipatory Healthcare" entwickelt [2].

Der Protagonist dieses Modells ist die Aufgabe der primären medizinischen Versorgung, bei der die Zeit mit dem eigenen Arzt garantiert ist, einige Rollen von ausgebildeten Krankenschwestern übernommen werden, und Patienten, die nicht zu Kontrolluntersuchungen erscheinen, mit direkten, meist telefonischen Aufforderungen nachverfolgt werden. In der Stadt Glyncorrwg nel Galles kombinierte Julian Hart vorausschauende Versorgung mit der reaktiven Versorgung, das bedeutet, erst aktiv zu werden, wenn ein Problem aufgetreten ist, die bereits im National Health Service implementiert war. Fünfundzwanzig Jahre nach seiner ersten Anwendung erwies sich dieses Modell als bemerkenswerter Erfolg, basierend auf dem Vergleich mit einem ähnlichen Dorf im nahe gelegenen Wales: Die vorzeitige Sterblichkeit war um 28 % reduziert worden.

Dieser innovative Ansatz wird auch in einem spanischen Artikel aus dem Jahr 2017 erklärt [3], der die Geschichte von der Eule und der Lerche verwendet. Die beiden Metaphern dienen dazu, den Zeitrahmen und die Methoden zu beschreiben, die zur Identifizierung und Behandlung einer chronischen Krankheit eingesetzt werden. Frau Lerche geht zum Arzt und sagt: „Ich fühle mich müde, ich gehe oft auf die Toilette, ich habe Gewicht verloren und habe ständig Durst; manchmal ist meine Sicht verschwommen. Es ist nichts Ernstes, aber ich dachte, ich sollte es Ihnen sagen."

Herr Eule kommt in die Arztpraxis und legt die Krankenhausentlassungspapiere auf den Schreibtisch und sagt: „Es tut mir leid, ich bin nie zu Ihnen gekommen, aber dann wurde ich krank und ins Krankenhaus gebracht." Die Entlassungspapiere er-

D. Rinnenburger, *Chronische Erkrankungen*,
https://doi.org/10.1007/978-3-031-68960-4_12

wähnen Diabetes, Retinopathie, Nephropathie, Polyneuropathie und Bein-ulzera – alles Folgen eines nicht rechtzeitig behandelten Diabetes. Im Sinne der Metapher können wir sagen, dass ein Hausarzt sich so verhalten muss, wie er es mit der Lerche tut, d. h. die Chronizität von Anfang an behandeln, und seine Aufgabe ist es, die Eulen ausfindig zu machen, bevor sie ins Krankenhaus eingewiesen werden. Diese Art der medizinischen Versorgung ist keine spektakuläre, aber sie ermöglicht es, sehr bedeutende Ergebnisse zu erzielen.

Seit Mitte der 1990er-Jahre hat das akademische Feld zahlreiche Vorschläge vorgelegt, wie die Versorgung von chronischen Patienten verbessert werden kann. Edward H. Wagner, vom MacColl Institute for Healthcare Innovation, hat einen Artikel darüber veröffentlicht, wie die Behandlung von chronischen Krankheiten verbessert werden kann. Zusammen mit seinen Mitarbeitern entwickelte er das Chronic Care Model (CCM) [4]. Es handelt sich um ein 6-Punkte-Modell, das Gemeinschafts-ressourcen, das Gesundheitssystem, Selbstmanagementunterstützung, Gestaltung des Versorgungssystems, Entscheidungsunterstützung und klinische Informations-systeme beinhaltet (Abb. 12.1).

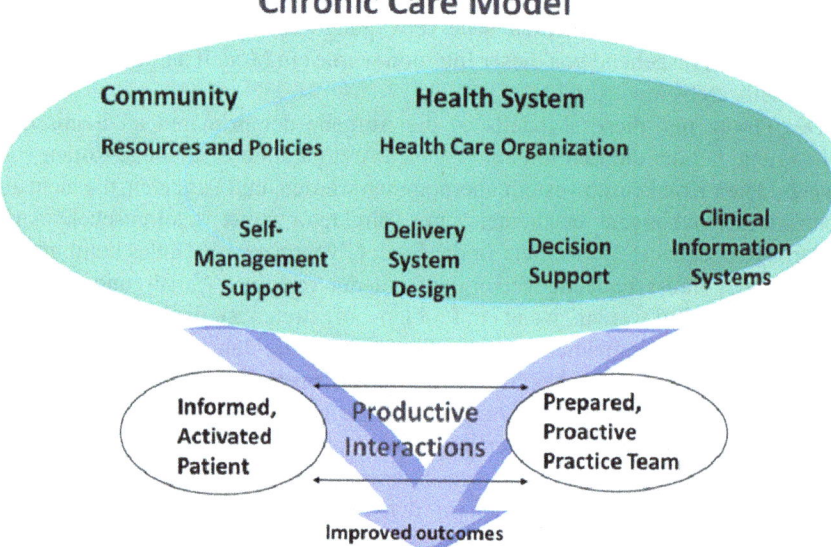

Abb 12.1 Chronic Care Model. (© [5]). [Diese Abbildung ist Teil eines Open-Access-Artikels, der unter den Bedingungen der Creative Commons Attribution License (http://creativecommons.org/licenses/by/2.0/), die eine uneingeschränkte Nutzung, Verbreitung und Reproduktion in jedem Medium ermöglicht, vorausgesetzt das Originalwerk, erstmals veröffentlicht in der Zeitschrift für medizinische Internetforschung, wird ordnungsgemäß zitiert. Die vollständige bibliografische Information, ein Link zur Originalveröffentlichung auf http://www.jmir.org/, sowie diese Urheber-rechts- und Lizenzinformationen müssen enthalten sein]

In dieser idealen Welt kommt ein aktiver und informierter Patient in Kontakt mit einem vorbereiteten und geschulten Team: einem Team, das proaktiv ist, also in der Lage vorauszuplanen.

Das CCM wurde seit den 1990er-Jahren in verschiedenen Kontexten übernommen. In der Zwischenzeit ist das Gesundheitswesen jedoch aufgrund der zunehmend häufigen Multimorbidität komplexer geworden. Das Problem, das durch das gleichzeitige Auftreten und die Interaktion mehrerer chronischer Erkrankungen (engl. multiple chronic conditions, MCC) entsteht, wurde erstmals 2009 erkannt: eine Erkrankung, die in den USA drei von vier Personen im Alter von 65 Jahren und älter betrifft [6]. Damit einher geht die Erkenntnis, dass einige Patienten nicht in der Lage sind, alle ihnen zugewiesenen Aufgaben zur Bewältigung ihrer Probleme, sowohl logistisch als auch finanziell, zu erfüllen [7].

Eine Lösung wurde durch die Minimally Disruptive Medicine (MDM) vorgeschlagen. Das Motto des Programms lautet: „Eine Versorgung, die passt (engl. fits).“ Seine Methode zielt darauf ab, das Leben des Patienten so wenig wie möglich zu stören, indem Behandlungsprioritäten identifiziert werden. Ein solcher Ansatz berücksichtigt verschiedene Probleme und versucht, Patienten, die von Multimorbidität betroffen sind, bei der Arbeit an diesen Prioritäten zu unterstützen.

Diejenigen, die einen Verwandten haben, der an einer chronischen Krankheit leidet, wissen intuitiv, worauf wir uns beziehen. Die 80-jährige Dame, die Darmkrebs hatte, aber auch diabetisch, hypertensiv und kardiopathisch ist, ist kein seltener Fall. Wenn sie auch etwas depressiv ist oder beginnt, kognitive Probleme zu haben, wie soll sie das alles bewältigen? In diesem Sinne wird das CCM als veraltet angesehen und wurde mit einem Komplexitätsmodell integriert, das auch die Arbeitslast des Patienten berücksichtigt.

Mit dem Alter und weil die Menschen im Allgemeinen länger leben, ist die Chronizität nicht mehr eine einzige, es handelt sich um verschiedene Chronizitäten, die sich überlagern.

Der breite Kontext, in dem die Medizin von heute neu gedacht werden muss, in dem insbesondere die Medizin von morgen neu gedacht werden muss, wird durch die Dichotomie der medizinischen Praxis, die sich auf Akuität, und diejenige, die sich auf Chronizität konzentriert, bestimmt, was auch eine Gegenüberstellung zwischen Krankenhausmedizin und ambulanter Versorgung beinhaltet. Chronizität und Multimorbidität sind oftmals verwirrende Szenarien, die in der Zukunft noch komplexer sein werden, wenn man bedenkt, dass die Menschen zunehmend alleine sind und im Alter wichtige kognitive Probleme aufweisen. Wer kann mit einer solch komplizierten klinischen Situation umgehen? Ein Artikel des US-Chirurgen Atul Gawande, der 2017 veröffentlicht wurde und eine sehr weite Verbreitung fand, versucht, eine Antwort zu geben. Gawande ist bekannt als brillanter Vermittler medizinischer Themen. Schon die Titel seiner Bücher stellen Programme für die medizinische Reform dar: *Über Leben und Tod: Für eine bessere Medizin; Checklisten Strategie: Wie Sie die Dinge in den Griff bekommen; Sterblich sein: Medizin und was am Ende zählt*, um nur einige zu nennen. Der Artikel, auf den ich mich hier beziehe, ursprünglich veröffentlicht im *New Yorker*, trägt den Titel „Das Heldentum der inkrementellen Gesundheitsversorgung" [8]. Sein Interesse konzentriert sich auf die medizinische Versorgung durch Allgemeinmediziner und deren Beziehung zur „heldenhaften" Medizin. Seine Beobachtungen sind auch für unser Thema sehr relevant.

In dem Artikel erinnert Atul Gawande an die großen Durchbrüche der medizinischen Wissenschaft: die Entdeckung von Antibiotika, Impfstoffen, die Krankheiten ausgelöscht haben, die einst nur Gott zu heilen schien, die ersten großen chirurgischen Eingriffe. Ärzte sind zu Rettern geworden, und das Gesundheitssystem scheint wie eine Feuerwehr organisiert zu sein. Unter den jungen Menschen, die den medizinischen Beruf gewählt haben, gibt es viele, die diesen Weg gerade deshalb gewählt haben; um Retter zu sein – Feuerwehrleute, die statt Feuer Krankheiten löschen. Doch Atul Gawande ist in seinem Berufsleben als Chirurg über dieses ideale Modell hinausgegangen. Er hat sein eigenes chirurgisches Heldentum infrage gestellt: Was auf lange Sicht den Unterschied macht, so seine Überzeugung, ist vor allem die ambulante medizinische Versorgung. Länder, die eine größere Anzahl von Allgemeinmedizinern haben, haben eine niedrigere Sterblichkeitsrate, insbesondere weniger Kindersterblichkeit, weniger Todesfälle durch kardiovaskuläre Ereignisse im Zusammenhang mit Schlaganfällen und Herzinfarkten. In Spanien [8] hat eine öffentliche Gesundheitsintervention gezeigt, dass die Öffnung von mehr Arztpraxen, die Verlängerung der Sprechstundenzeit und kostenlose Hausbesuche dazu führen, dass die Sterblichkeitsrate über einen Zeitraum von 10 Jahren halbiert wurde. Genau das hat Julian Hart zu seiner Zeit mit vorausschauender und reaktiver Gesundheitsversorgung in Glyncorrwg getan.

Die Daten sind solide. An diesem Punkt könnten wir uns fragen: Worin bestehen die Interventionen und die Fähigkeiten eines Allgemeinmediziners? Es scheint, dass der erste Grund für niedrigere Sterblichkeitsraten darin besteht, dass die Patienten ihre Ärzte kennen, die sie regelmäßig wegen verschiedener Probleme besuchen. Es gibt eine Vertrautheit und Ärzte sind zugänglich und erreichbar. Es ist weithin bewiesen, dass Patienten weniger zögern, einen Termin zu vereinbaren, wenn ihnen der Arzt und die Praxis bekannt sind. Das bedeutet, dass eine potenziell ernsthafte Krankheit früher diagnostiziert wird. Der wichtigste Unterschied zwischen Erster Hilfe in der Notaufnahme und Allgemeinmedizin liegt in der Wartezeit. In der Notaufnahme können alle Tests sofort angefordert werden und die Ergebnisse sind fast sofort verfügbar. Bei der Allgemeinmedizin hingegen muss man warten, und das beinhaltet Beobachtung, es beinhaltet das Ausschließen einer Sache, bevor man zur nächsten übergeht, also ist das Warten in diesem Sinne entscheidend.

Auch viele Dinge regeln sich von selbst. Nehmen wir eines der häufigsten Symptome: Husten. Er kann durch eine banale virale Infektion der Atemwege verursacht werden, was wir eine Erkältung nennen; oder es könnte eine Lungenentzündung, Tuberkulose oder in diesen Tagen Covid-19 sein, oder das, wovor jeder Angst hat, was die Leute immer sofort ausschließen wollen: Lungenkrebs. Ängstliche Patienten vereinbaren nach 3 Tagen Husten einen Termin bei einem Spezialisten, um herauszufinden, was das Problem verursacht; jemand anderes, der seinen Symptomen weniger Aufmerksamkeit schenkt, kann monatelang husten, Gewicht verlieren und schließlich von einem Familienmitglied – spät – zum Arzt geschleppt werden. Hinter jeder Erkältung könnte eine potenziell schwere und vielleicht sogar tödliche

Lungenentzündung stecken. Aber Allgemeinmediziner können nicht jeden während der Wintermonate zu einer Röntgenaufnahme, einer CT-Untersuchung und Bluttests schicken. Der Allgemeinmediziner wird einen Patienten untersuchen und, basierend auf den Symptomen, wenn es z. B. nicht wie eine gewöhnliche Erkältung aussieht, den Patienten bitten, wiederzukommen. Es könnte sein, dass die Patienten selbst darum bitten, wiederzukommen, weil sie sich nicht besser fühlen. Wenn es beim ersten Besuch keine offensichtlichen Anzeichen oder Symptome gibt, die auf etwas Ernstes hindeuten, wird der Allgemeinmediziner warten, bevor er eine Röntgenaufnahme vorschlägt, weil er oder sie weiß, dass – mit oder ohne medizinische Hilfe – die gewöhnliche Erkältung eine Woche dauern wird. Allerdings wird der Allgemeinmediziner dies erst sagen, nachdem er den Patienten untersucht und beruhigt hat. Ein Arzt kann erkennen, wenn etwas Ernsthafteres vor sich geht: z. B. hohes Fieber mit Tachypnoe und Tachykardie oder ein Zustand der Verwirrung, der durch eine Lungenentzündung verursacht wird, und entscheiden, ob es besser ist, den Patienten zu Hause oder im Krankenhaus zu behandeln.

Die „inkrementelle" Medizin von Atul Gawande besteht aus Untersuchungen, Bewertungen, Ratschlägen und Beruhigung, schließlich auch Verschreibungen. Patienten wollen natürlich sofort gesund werden. Niemand will die Arbeit verpassen, tatsächlich stört die Krankheit unseren täglichen Ablauf und unser Familienleben. Ein Allgemeinmediziner weiß, wie er den Patienten erklären kann, wann Dinge schnell erledigt werden können und wann Dinge mehr Zeit benötigen. Was die Patienten betrifft, so müssen sie den Allgemeinmediziner kennen, sie müssen dem Allgemeinmediziner und der Bewertung vertrauen und wissen, wie man wartet, indem man einen Schritt nach dem anderen macht. Vor allem muss ein Allgemeinmediziner zugänglich sein: Die Sprechstunden müssen länger sein, vielleicht ist sogar eine Reform nötig, um mehr assoziierte Kliniken oder sogenannte Gesundheitshäuser einzurichten – in Italien sind „Gesundheitshäuser" Orte, an denen man Erste Hilfe für kleine Probleme in Anspruch nehmen kann, Allgemeinmediziner und Krankenschwestern sind tagsüber immer verfügbar. Leider gibt es von ihnen noch lange nicht genug.

Dies steht im Gegensatz zur medizinischen Praxis, die sich auf die Erste Hilfe konzentriert, auch bei kleinen Notfällen: In Italien kann es vorkommen, dass man wegen kleiner Abszesse, um sich das Ohrenschmalz entfernen zu lassen oder sogar wegen eines gerade begonnenen Hustens in die Notaufnahme geht, um behandelt zu werden und die Ursachen der Probleme zu erfahren. Denn die Notaufnahme ist der Ort, an dem alles diagnostiziert und behandelt werden kann. Außerdem ist es kostenlos. Vielleicht würde eine radikale organisatorische Veränderung allen zugutekommen.

Es ist nicht einfach, die Art der Intervention zu beschreiben, die Allgemeinmediziner oder Hausärzte, wie man früher so schön sagte, durchführen. Ihre Praxis besteht aus einer Reihe von Elementen, die vom Kennen des Namens eines Patienten reichen bis zur Betreuung über viele Jahre vielleicht für sein ganzes Leben. Es gibt noch mehr. Atul Gawande verwendet eine starke Metapher. Er vergleicht unseren Körper mit den Brücken der Vereinigten Staaten. Viele Brücken in den Vereinigten Staaten sind alt, sie wurden für eine andere Art von Verkehr gebaut. Nach dem bekannten Silver-Bridge-Unfall im Jahr 1967, bei dem 49 Menschen starben, machte die Bundesregierung eine Bestandsaufnahme von 600.000 öffentlichen Brücken und stellte fest, dass etwa die Hälfte von ihnen einsturzgefährdet war, hauptsächlich wegen des modernen Verkehrs. Es wurde berechnet, dass durch ausreichende Investitionen in die Instandhaltung die Lebensdauer dieser alten Brücken um Jahrzehnte verlängert werden könnte, was weniger kostspielig wäre als ihr Neubau. Noch heute gibt es viele gefährliche Brücken, weil die Mittel ständig für den Bau neuer Brücken verwendet werden. Jedes Jahr stürzt eine von 1000 Brücken ein und 4 % der Unfälle führen zum Tod von Menschen; aber da es keine bedeutenden Proteste gibt, wird das Risikoniveau als akzeptabel angesehen.

Für einen Politiker ist es viel vorteilhafter, neue Brücken zu bauen: Eine neue Brücke bringt mehr Sichtbarkeit in der Öffentlichkeit als eine, die dank Wartung nicht eingestürzt ist. Diese Überlegungen sind in Italien nach dem Einsturz der Morandi-Brücke in Genua dramatisch aktuell geworden.

Die Metapher der Brücken, die von den „Rissen" spricht, die durch das Alter, durch den „Verschleiß" des Lebens verursacht werden, ist nützlich. Heute wird geschätzt, dass weltweit etwa eine Milliarde Menschen an Bluthochdruck leiden und nur 14 % angemessen behandelt werden. Die Behandlung von Bluthochdruck, die jahrelange Kontrollen und Anpassungen erfordert, ermöglicht es, Demenz zu verhindern, Schlaganfälle und Herzinfarkte. In der Vergangenheit war das Risiko für Herz-Kreislauf-Erkrankungen nicht klar, wir wussten nicht einmal, dass Rauchen das Risiko, Krebs zu entwickeln, stark erhöht, nicht nur Lungenkrebs. Heute wissen wir diese Dinge und die inkrementelle Medizin ermöglicht „Wartung". Die Anpassung des Blutdrucks ist eine dieser Interventionen. Sie kann sehr effektiv sein, erfordert aber mindestens einmal im Jahr Kontrolluntersuchungen, Besuche beim Kardiologen; Anpassung der Therapie im Sommer, wenn die Hitze den Blutdruck so sehr senkt, dass Medikamente reduziert werden müssen.

Die Blutfette müssen kontrolliert werden. Natürlich gibt es auch viel Kontroverse über Normalwerte, über die Pharmaindustrie, die möchte, dass die meisten von uns Statine einnehmen. Die Rolle eines informierten Allgemein- oder inkrementellen Praktikers besteht darin, zwischen denen zu unterscheiden, die sie benötigen und denen, die ohne auskommen können. Dann gibt es die Blutzuckerspiegel: Heute ist Diabetes weltweit auf dem Vormarsch, besonders in Asien und Afrika, Fettleibigkeit nimmt zu und der Zusammenhang mit verschiedenen Arten von Zucker ist klar. Er ist versteckt in Snacks, verpackt mit Maissirup, in gesüßten Limonaden und in Säften; er wird sogar zum Schinken hinzugefügt. Kinderärzte, die gegen Kinderfettleibigkeit ankämpfen, und Zahnärzte haben den Krieg gegen Zucker erklärt. Aber die Lebensmittelindustrie ist mächtig. Es ist jedoch auch wahr, dass diese Industrie Änderungen in Reaktion auf diejenigen vornimmt, die informiert sind. Wir denken an die breite Palette von glutenfreien Produkten, die jetzt erhältlich sind, auch gekauft von denen, die nicht intolerant sind und daher nicht wirklich davon profitieren, sondern vielleicht sogar schlechter essen. Das bedeutet, die Industrie zieht nach, wenn der Käufer andere Produkte bevorzugt, der Konsument: empowert, informiert, wie eine Person mit einer chronischen Erkrankung.

Inkrementelle Medizin kann auch Besuche bei Spezialisten bedeuten. Nehmen wir die Pneumologie, das ist mein Spezialgebiet. Raucher, aber auch Nichtraucher, mit chronischer Bronchitis werden behandelt und kontrolliert mit Spirometrie, aber auch bildgebenden Verfahren. Eine antiobstruktive Therapie wird begonnen, wenn nötig: Sie reduziert Exazerbationen und verbessert Dyspnoe. Exazerbationen werden mit Medikamenten behandelt; wenn sich der Zustand trotz der ergriffenen Maßnahmen verschlechtert, könnte der Spezialist eine Therapie mit Sauerstoff beginnen. Ständiger Kontakt mit dem Spezialisten verhindert Krankenhausaufenthalte wegen akuter Ereignisse. Wir können auch den Fall von Patienten der zweiten Generation in der Pneumologie nehmen: den Fall von jemandem, der die Gene von seiner asthmatischen Mutter geerbt hat und der vom selben Spezialisten behandelt wird. Das Gleiche könnte für den Kardiologen gelten, der eine Person wegen hohen Blutdrucks betreut. Manchmal kann ein Patient für den Rest seines oder ihres Lebens stabil bleiben, und es passiert nichts Schwerwiegendes. Aber wenn ein Patient ein hohes Risiko hat, wird der Facharzt wahrscheinlich andere Tests verschreiben, wie ein Echokardiogramm, möglicherweise eine Koronarografie, oder wird in Erwägung ziehen, eine Herzklappe zu ersetzen. Nach der Operation begleitet der Arzt den Patienten während der Rehabilitation. Natürlich hat ein „inkrementeller Spezialist" einen Preis. Diese Art von Spezialisten sind nicht immer im öffentlichen Gesundheitssystem verfügbar; jedoch könnte es möglich sein, sich auf eine Zusammenarbeit zwischen dem Spezialisten und einem Allgemeinmediziner zu verlassen, der „Anpassungen" vornimmt, wenn möglich, und nur dann die Meinung des Spezialisten einholt, wenn dies notwendig ist.

Allgemeine inkrementelle Medizin kann Menschen warnen, deren Zuckerwerte gerade anfangen zu steigen, süße Lebensmittel und zu viele einfache Kohlenhydrate zu vermeiden, und sie ermutigen, mehr Sport zu treiben, ja Dinge, die eigentlich alle wissen, und doch ist es anders, wenn der eigene Arzt dies sagt. Kleine Eingriffe können den Beginn von tatsächlichem Diabetes manchmal um Jahre verzögern. Auf eine bestimmte Art und Weise zu essen und nicht zu rauchen, verhindert akute Ereignisse, und in bestimmten Fällen die Krankheit selbst, wie im Fall von Diabetes. Im Fall von Krebs sind die Dinge komplizierter. Prävention ist immer noch wichtig, Menschen sollten nicht rauchen, sie sollten den Konsum von übermäßigen Mengen Alkohol vermeiden, Zucker und rotes Fleisch mäßig oder besser gar nicht essen. In diesem Zusammenhang könnte inkrementelle Medizin darin bestehen, dass ein Allgemeinmediziner seinen Patienten anruft und ihm einen „sanften Schubs" gibt: ihn ermutigt, z. B. ein Screening für Darmkrebs mit einer Koloskopie – eine medizinische Untersuchung, die zu selten durchgeführt wird – in Angriff zu nehmen, oder er schlägt einen Gentest vor, wenn verschiedene Familienmitglieder die gleiche Art von Krebs haben. Kurz gesagt, ein Arzt, der an inkrementelle Medizin glaubt, fördert gesunde Verhaltensweisen, überprüft diese und ermutigt zu frühzeitigen Diagnosen.

Es gibt viele Dinge, die wir noch nicht wissen, und wir werden nie in der Lage sein, alles vorherzusagen. Wir stellen uns vor, dass die Medizin der Zukunft in der Lage sein wird, sehr kleine Teile der DNA eines Tumors zu analysieren, indem sie einen Tropfen Blut analysiert, was es möglich macht, den Tumor mit nicht invasiven Eingriffen zu beseitigen. Vielleicht werden wir alle dank eines Mikrochips unter der Haut mit einem Gesundheitszentrum verbunden sein, und unser Allgemeinmediziner wird ein Cyber-Arzt sein, der Zugang zu riesigen Datenbanken hat.

Diese Zukunft ist noch weit entfernt. In der Zwischenzeit beobachten wir genau die medizinische Praxis, die sich um die Regel „Ein Schritt nach dem anderen" dreht. Es ist wahr, dass sie im Moment kostet und denen, die sie praktizieren, kein Rampenlicht bietet; jedoch sind die Kosten, die durch akute Ereignisse entstehen – die spektakuläre und lebensrettende Eingriffe erfordern – noch höher; auch der Umfang dieser Eingriffe ist begrenzt. Ein inkrementeller Arzt kann Ihr Leben retten: nicht sofort, aber mit der Zeit. Wir müssen den Heroismus der inkrementellen Medizin entdecken. Ich stimme der Reflexion am Ende von Atul Gawandes Artikel ganz und gar zu:

> „Wir können eine veraltete Prioritätensetzung aufgeben und unseren Fokus von der Rettungsmedizin auf lebenslange inkrementelle Gesundheitsversorgung verlagern. Oder wir können Millionen von Menschen leiden und sterben lassen an Bedingungen, die zunehmend vorhergesagt und bewältigt werden können. Dies ist keine blutleere politische Entscheidung; es ist ein medizinischer Notfall [8]."

Wir können nur hoffen, dass die zukünftige Gesundheitspolitik eine effektive Kombination aus vorausschauender, reaktiver und inkrementeller Medizin sein wird; und dass das Gesundheitssystem das Beste aus Behandlungsmodellen macht, die sich auf Chronizität und komplexe Szenarien anwenden lassen.

Literatur

1. Hart JT. The inverse care law. Lancet. 1971;297(7696):405–12.
2. Hart JT. A new kind of doctor. The general practitioner's part in the health of the community. London: Merlin Press; 1988.
3. Turabian JL. Opportunistic prevention in family medicine: anticipatory care, case-finding and continuity of care. J Health Care Prev. 2017;1:101.
4. Wagner EH, Austin BT, Davis C, et al. Improving chronic illness care: translating evidence into action. Health Aff (Millwood). 2001;20(6):64–78.
5. Gee PM, Greenwood DA, Paterniti DA, Ward D, Miller LMS. The eHealth enhanced Chronic Care Model: a theory derivation approach. J Med Internet Res. 2015;17:e86. https://doi.org/10.2196/jmir.4067.
6. Boehmer KR. Does the chronic care model meet the emerging needs of people living with multimorbidity? A systematic review and thematic synthesis. PLoS One. 2018;13(2):e0190852.
7. Leppin AL, Montori VM, Gionfriddo MR. Minimally disruptive medicine: a pragmatically comprehensive model for delivering care to patients with multiple chronic conditions. Healthcare. 2015;3(1):50–63.
8. Gawande A. The heroism of incremental care, New Yorker 23.01.2017.

Chronisch trifft auf chronisch (wenn Ärzte gefährlich sind)

13

„Denken Sie an jemanden, der auf dem Boden eines Ruderboots schläft
gebunden an eine Mangrovenwurzel oder den Pfahl einer Brücke;
denken Sie an ihn als unverletzt, kaum gestört."
Elizabeth Bishop
Auszug aus dem Gedicht „little Exercise" Kleine Übung

Die Kinder des Schuhmachers gehen barfuß. Ärzte erhalten keine Behandlung, weil sie wissen, was kommt. Psychiater sind verrückt. Hinter diesen Klischees verbirgt sich eine traurige und manchmal dramatische Wahrheit.

Im Juni 2018 veröffentlichte das *British Medical Journal* einen Artikel über den Fall von Julien Warshafsky [1].

Julien war ein 31-jähriger Assistenzarzt der Anästhesie. Er wurde wegen Drogenmissbrauchs am Arbeitsplatz untersucht. Am 28. Juni 2016 wurde er von seiner Frau, einer Krankenschwester, tot aufgefunden, als sie von der Arbeit nach Hause kam. Er war seit Dezember des Vorjahres krankgeschrieben, nachdem er nach einer mutmaßlichen Überdosis Fentanyl zusammengebrochen war. Sein Fentanyl-Missbrauch war 3 Jahre zuvor ans Licht gekommen, als er dabei erwischt wurde, wie er Opioide aus den Ampullen der Patienten nahm, aber er war nie in ein Suchtprogramm aufgenommen worden. Sein Urin wurde anschließend auf Opioide getestet, aber da Fentanyl ein synthetisches Opioid ist, war es nicht aufgefallen. Er äußerte oft Gefühle der Leere und Unzulänglichkeit. Die Leute wussten, dass Julien seinen Job nicht mochte; er war wahrscheinlich schon seit einiger Zeit depressiv und das Fentanyl half ihm, sich besser zu fühlen. 2015 erlitt er 5 min nach der Narkose eines Patienten, er war in der Rolle des Anästhesisten, einen Atemstillstand; im selben Jahr passierte es noch einmal während einer Kaffeepause. Es gab Nadelstiche an seinem Arm, aber er war wegen Depressionen und Alkoholmissbrauch krankgeschrieben. Zwischen März und Mai 2016 wurde er weitere vier Male von seinem Vater und seiner Freundin wiederbelebt. Am Tag seines Todes war er allein: Es war niemand da, um ihm beim Atmen zu helfen.

Juliens Tragödie war allzu vorhersehbar. Die große Frage, die im Mittelpunkt des *BMJ*-Artikels steht, ist: Hätte er behandelt werden können? Er war nicht geschützt und zahlte den höchsten Preis – aber auch die Patienten waren ihm schutzlos ausgeliefert. Er war selbst zum General Medical Council (GMC) gegangen und hatte unter Aufsicht weitergearbeitet. Das vorhandene Programm war nicht ausreichend. Nach diesem Vorfall änderte das GMC sein Programm für gefährdete Ärzte.

Aber Julien ist kein Einzelfall. 2007 beschrieb die Online-Ausgabe der deutschen Wochenzeitung *Die Zeit* einen ähnlichen Fall eines Assistenzarztes, der von Dolantin abhängig war, das Pethidin, ein weiteres synthetisches Opioid, enthält. Der Arzt war überlastet mit klinischer Arbeit und Forschung: Nur die Medikamente ermöglichten es ihm, das Tempo beizubehalten. Im Allgemeinen schafft es ein Krankenhausarzt kaum, die Routineaufgaben innerhalb der Arbeitszeit zu erledigen. Forschung muss in der Freizeit erledigt werden, was keinen Raum für Ausfallzeiten, Sport oder Familie lässt. Im selben Jahr veröffentlichte die deutsche medizinische Zeitschrift *Deutsches Ärzteblatt* einen Artikel eines Chirurgen, der behauptete, dass nur diejenigen, die mindestens 60 h pro Woche arbeiten, darauf hoffen könnten, es als Chirurg zu schaffen. Die medizinische Klasse selbst nährt das Bild von Ärzten als Menschen, die immer bereit sind, sich selbst zu opfern, ihr eigenes Leben für die Arbeit aufzugeben, als ob es eine moralische Pflicht wäre.

Diese Erwartungen werden in der Fernsehserie *The Resident* auf die Spitze getrieben. „Resident" ist der Begriff für die jungen Assistenzärzte in den Vereinigten Staaten, die schnellen, stressigen Arbeitsbedingungen ausgesetzt sind; nur die härtesten schaffen es. Eine andere Serie, *Grey's Anatomy*, hatte dies bereits sehr überzeugend gezeigt: Aber indem es die Kämpfe betont, rechtfertigt das Fernsehen irgendwie das Opfer, denn wer die Herausforderungen überwindet, ohne zerquetscht zu werden, wird ein guter Arzt. Dies wirft die Frage auf: Könnten wir unsere Ziele nicht erreichen, ohne die Menschen bis aufs Äußerste zu belasten und einen Teil von ihnen zu opfern? Viele Ärzte kämpfen mit der Krankenhausumgebung. Der alltägliche Wahnsinn dieser Institutionen wurde eindrücklich von einem österreichischen Arzt beschrieben, der im Alter von 50 Jahren seine Arbeit auf der Intensivstation aufgab, kurz vor einem Burn-out. Der Titel seines Buches bringt es treffend auf den Punkt: *Dauerfeuer*, oder „ein ständiges Feuer" [2]. So fühlte er sich: als ob er ständig von Feuer verfolgt würde; und wenn er nach Hause ging, stritt er oft mit seiner Frau, trank zu viel und hatte begonnen, sich von seinen Freunden zurückzuziehen. Später schrieb er ein Buch über die Vermeidung von Burn-out.

Im Jahr 2023 hat sich die Zahl der Toten verglichen mit 2015 durch Opioide in den USA fast verdreifacht, 112.000, 70 % davon sind auf Fentanyl zurückzuführen Das Problem von Fentanyl und anderen Opiatabhängigkeiten, wie von Oxycodon, ist weit verbreitet in den Vereinigten Staaten. Es begann in den 1990er-Jahren, erreichte erschreckende Zahlen und ein Ende ist nicht absehbar (Abb. 13.1). Schreibt Anne Milgram, die Leiterin des amerikanischen Drug Enforcement Administration (DEA), dessen Webseiten gefüllt sind mit Warnungen, Ereignissen, Todesfällen rund um Fentanyl, warnt auf jede moegliche Art und Weise vor den Gefahren des Fentanyl

> „Fentanyl ist die tödlichste Drogenbedrohung, die unser Land je erlebt hat. Fentanyl ist überall. Von großen Metropolen bis hin zum ländlichen Amerika ist keine Gemeinde vor diesem Gift sicher. Wir müssen jede Gelegenheit nutzen, um das Wort zu verbreiten, um zu verhindern, dass fentanylbedingte Überdosen und Vergiftungen jeden Tag Dutzende von amerikanischen Menschenleben fordern."

Dazu kommen die hohen Zahlen des Missbrauchs des sehr potenten Scherzmittels Oxycodon, das im Jahr 2020 von 13 Mio. Amerikanern benutzt oder miss-

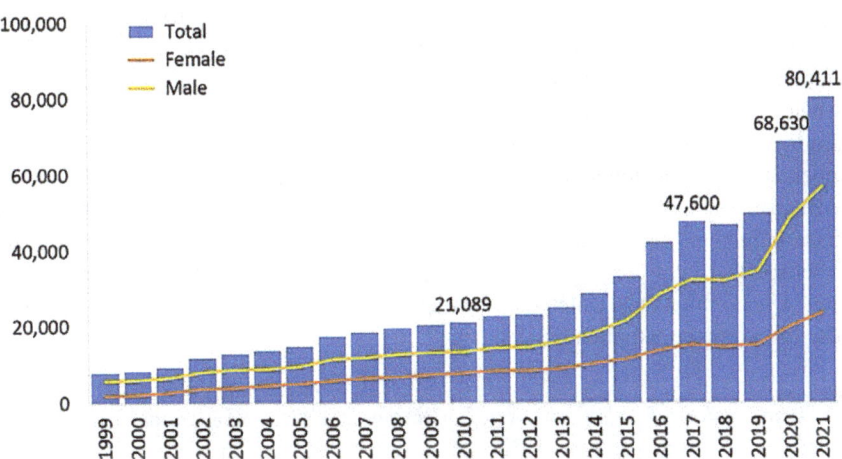

*Among deaths with drug overdose as the underlying cause, the "any opioid" subcategory was determined by the following ICD-10 multiple cause-of-death codes: natural and semi-synthetic opioids (T40.2), methadone (T40.3), other synthetic opioids (other than methadone) (T40.4), or heroin (T40.1). Source: Centers for Disease Control and Prevention, National Center for Health Statistics. Multiple Cause of Death 1999-2021 on CDC WONDER Online Database, released 1/2023.

Abb. 13.1 Seit 2010 haben sich die durch Opioide versuchten Todesfälle in den USA mehr als verdreifacht. Ohne auf die andere Chronizität der Abhängigkeiten näher einzugehen, wissen wir, dass Ärzte anfälliger für Drogenmissbrauch sind als der Rest der Bevölkerung, und die Missbrauchsrate unter Anästhesisten ist doppelt so hoch wie bei anderen Ärzten. Die Amerikaner waren die Ersten, die Fentanyl zum „Vergnügen" ausprobierten. In Amerika gab es einen Skandal um die Pharmafirma Purdue, die mit einer sehr aggressiven Marketingstrategie zum Verschreiben von Oxycontin einlud, Netflix hat zu diesem Thema eine lehrreiche Miniserie gemacht: „Painkiller"

braucht wurde, und in Deutschland im Jahr 2017 zum meistverschriebenen Schmerz-
mittel aufgestiegen ist.

Im Moment scheint eine ähnliche Situation in Europa nicht vorstellbar, doch
wird Fentanyl auch hier immer mehr eingesetzt und auch immer mehr missbraucht.
Ärzte haben leichteren Zugang zu Drogen: Sie können sie sich leicht bei der Arbeit
besorgen, sie arbeiten in einer hochstressigen Umgebung mit einer hohen Burn-out-
Rate, oft in kritischen Situationen am Rande von Leben und Tod. Keine Routinear-
beit wird im Team gemacht: Ärzte werden nie gefragt, wie sie sich fühlen, wenn
eine Wiederbelebung erfolglos war, vielleicht weil es durch die Euphorie ausgegli-
chen wird, wenn es gut geht?

Chronische Abhängigkeit ist ein äußerst wichtiges Thema, da es nicht nur Ärzte
betrifft. Vor allem hat es Auswirkungen auf die Beziehung zu den Patienten und ihre
Sicherheit, insbesondere in kritischen Bereichen wie Intensivmedizin und
Notfallmedizin. Welcher Patient würde in einen Operationssaal gehen, wissend, dass
der Arzt, der ihn in den Schlaf versetzt, vielleicht neben ihm ohnmächtig wird, nachdem er möglicherweise die für den unglücklichen Patienten bestimmten Medikamente genommen hat, wie es in dem im *BMJ* beschriebenen Fall geschehen ist?

Aber wir sollten uns eine weitere Frage stellen: Was verursacht Krankheiten
beim Gesundheitspersonal? Ist es nur die „toxische" Arbeitsumgebung – fehlende
regelmäßige Mahlzeiten, Schlaf und Ruhe – und die intensive Rivalität zwischen
Kollegen? Oder gibt es andere Indikatoren, die aufzeigen, ob eine Person – die viel-
leicht bereits unter Depressionen oder anderen Problemen gelitten hat – diese
Arbeitsbelastung wirklich langfristig aushalten kann? Ebenso: Ist es wirklich notwendig, auf diese Weise zu arbeiten, uns selbst zu bestrafen und kein persönliches
Leben zu haben? Könnten die Arbeitsbedingungen nicht verbessert werden und ein
„Arbeitsmediziner" ernannt werden – wie es die Bezeichnung für den Arzt ist, der
Untersuchungen durchführt, um die Gesundheit und Sicherheit einer Person am
Arbeitsplatz zu gewährleisten, und der zur Erstellung von Risikobewertungen bei-
trägt? Und könnte diese Untersuchung nicht über das Screening von Herz-Kreislauf-
oder Infektionskrankheiten hinausgehen?

Alvaro war ein 50-jähriger Arzt, der in einem großen Krankenhaus in Rom
arbeitete. Er starb an einem Herzinfarkt auf Roms Ringstraße, Il grande rac-
cordo anulare, nach einer Nachtschicht im Krankenhaus. Sein Vater hatte das
gleiche Schicksal im gleichen Alter erlitten. Er war unter seinen Kollegen
dafür bekannt, bemerkenswert widerwillig gegen jede Form von Kontroll-
untersuchung zu sein. Die jährliche Pflichtuntersuchung für Krankenhausan-
gestellte nahm er nur nach wiederholten Mahnungen wahr. Wie die Krankenschwestern am nächsten Morgen berichteten, hatte er sich am letzten Abend
seines Lebens nicht gut gefühlt. Er hatte einen seltsamen Schmerz in seinem
Magen, und im Nachhinein wissen wir, dass dies ein Symptom für einen
Herzinfarkt war. Warum, fragten sich alle, nachdem sie die Todesnachricht
von der Polizei erhalten hatten, hatte er seinen Kollegen nichts gesagt? Ein
einfaches EKG hätte sein Leben gerettet.

Michele war ein ausgezeichneter Intensivkrankenpfleger von etwa 60 Jahren, geliebt und bewundert von Kollegen und Patienten. Die Art, die Kranke sofort beruhigte: „Wie froh bin ich, dass er Dienst hat!" Er litt unter leicht erhöhtem Blutdruck, weigerte sich jedoch, Medikamente einzunehmen, und behauptete, dieser sei auf Stress zu Hause zurückzuführen; sein Cholesterinspiegel war etwas hoch, auch weil er sich ungesund ernährte und immer in Eile war. Er hatte seit mehreren Wochen Brustschmerzen, die, wie er selbst sagte, kein Sodbrennen waren. Wir alle wissen, dass Brustschmerzen untersucht werden müssen, weil sie ein akutes Koronarsyndrom oder einen Herzinfarkt verbergen können. Einmal hatte er sogar seinen Troponinspiegel testen lassen (natürlich während der Arbeitszeit). Troponin ist der Indikator für eine Myokardischämie, und seiner war etwas erhöht; er hatte dann noch ein paar weitere Untersuchungen gemacht, aber es aufgeschoben, weiter nachzuforschen. Er fehlte nie einen Tag auf der Station. Früh am Morgen begann er, sich während einer Nachtschicht, gegen 5 Uhr morgens, sich si schlecht zu fühlen; dass er von den Kollegen in die Notaufnahme geschickt wurde, dort bekam er Kammerflimmern. Alles wurde getan, um ihn wiederzubeleben, mit all der Leidenschaft und dem Engagement, die man für einen Kollegen aufbringt. Nichts konnte getan werden: Er starb in dem Krankenhaus, in dem er ein Leben lang gearbeitet hat und dem er buchstäblich sein Leben geopfert hatte. Er hinterließ eine Frau und drei Kinder. Seine gesamte Station war tief betroffen, sowohl ungläubig als auch ein wenig wütend. So viele von ihnen hatten versucht, ihn zu überzeugen, zum Kardiologen zu gehen, es nicht aufzuschieben; er hatte auch mit mir darüber gestritten – aber er wollte nicht, sagte, es sei nicht notwendig, er würde es tun, wenn er Zeit hätte. Seine Kollegen ließen es gut sein: Er war ein erwachsener Mann, oder? Viele von ihnen fragten sich, ob sie ihn hätten zwingen sollen, sich behandeln zu lassen. Warum gaben sie auf? Sie hätten diesen vorzeitigen Tod in einem Krankenhaus mit einer äußerst guten Herzabteilung vermeiden können, wo er die richtige Versorgung erhalten hätte. Natürlich kann niemand geheilt werden, wenn er den diagnostischen Prozess nicht beginnt, und Gesundheitspersonal weicht oft vom Standardansatz ab: Sie verlassen den ausgetretenen Pfad, machen Bluttests eigenständig, konsultieren einen befreundeten Kollegen oder machen alles selbst. So kann die Verleugnung von geringfügigen chronischen Erkrankungen wie Bluthochdruck und Hyperlipidämie in einer Tragödie enden.

Die Beispiele von Alvaro und Michele handeln nicht von Sucht, sondern von einem Tod, der sehr plötzlich erschien; und doch gaben die Ereignisse, die zum Tod führten, klare Zeichen. Wie kann es sein, dass diejenigen, die im System arbeiten, keine Behandlung bekommen und keine Hilfe suchen? Oder wenn sie es tun, tun sie es außerhalb der normalen Wege. Ist es, weil sie das Stigma des Übertritts vermeiden wollen, d. h., sich auf der anderen Seite wiederzufinden? Oder wegen eines Gefühls von Unbesiegbarkeit nach dem Motto: „Mir wird das nie passieren." Oder ist es Verdrängung durch tiefe Angst? Es gibt diejenigen, die eine andere Theorie glauben: Könnten diejenigen, die sich für den medizinischen Beruf entscheiden, tatsächlich eine größere Angst vor Krankheit haben als andere?

Die *British Medical Journal* hat sich bereits 1994 mit der Frage der „kranken Ärzte" auseinandergesetzt, und zwar mit dem Fall eines Pathologen, der an einer bipolaren Störung litt [3]. Die manische Phase seiner Krankheit führte dazu, dass er den Präparaten, für die er einen Bericht schreiben musste, nur sehr oberflächlich und flüchtig Aufmerksamkeit schenkte. Es ist nicht schwer zu sehen, wie schwierig es ist, diese Situation zu bewerten. Der Mann arbeitete allein in einem Labor: Wer war da, um ihn zu beurteilen? Und wenn er krankgeschrieben war, wer konnte beurteilen, ob er zurückkehren konnte? Die Sicherheit der Patienten muss geschützt werden; Kollegen sind verpflichtet, ein Problem eines anderen Arztes zu melden; es gibt eine Fürsorgepflicht des Managers gegenüber seinen Mitarbeitern. Und dann gibt es verschiedene Arten von Krankheiten: Rheumatoide Arthritis wird als ernsthafte Erkrankung anerkannt und nicht stigmatisiert, aber eine psychische Störung oder Alkohol- oder Drogenabhängigkeit können leichter verschwiegen werden. Bereits 1986 [4] wurde von einer Zunahme der Sterblichkeit unter Ärzten gesprochen, mit einer größeren Anzahl von Suiziden und einer höheren Inzidenz von Selbstverletzung, Vergiftung und Leberzirrhose. Zu diesem Zeitpunkt gab es das Problem mit synthetischen Opioiden noch nicht; es würde später kommen.

Eine aktuelle Studie der American Psychiatric Association (APA) [5] legt nahe, dass in den Vereinigten Staaten die Suizidrate für Ärzte doppelt so hoch ist (28-40/100.000) wie in der normalen Bevölkerung (12,3/100.000). Dies ist die höchste Rate in jedem Beruf, und unter allen Spezialisten nehmen leider den ersten Platz die Psychiater ein. Es ist überraschend, dass Suizid unter Ärzten häufiger vorkommt als im Militär, einem Beruf, der als besonders stressbehaftet gilt. Abgesehen von dem einfachen Zugang zu Drogen scheint die Ursache oft ein psychisches Problem wie Depression zu sein, das aufgrund des damit verbundenen Stigmas unentdeckt oder unbehandelt bleibt. Die Realität der europäischen Situation, die auch für Italien gilt, unterscheidet sich von der der Vereinigten Staaten. Im Allgemeinen ist die Selbstmordrate in Italien viel niedriger, bei 4,3/100.000 – aber ein ähnliches Unbehagen ist in der Krankenhausmedizin erkennbar. In Deutschland ist das Selbstmordrisiko ebenfalls doppelt so hoch wie in der normalen arbeitenden Bevölkerung.

Im Wesentlichen gilt: Ärzte sterben jünger, begehen häufiger Selbstmord und neigen mehr zu Alkohol- und Drogenmissbrauch. Sie leiden mehr unter Stress, haben größere Leistungsängste, haben mehr Angst vor rechtlichen Auseinandersetzungen, nehmen weniger präventive Maßnahmen für sich selbst wahr, unterziehen sich weniger Behandlungen und suchen nicht nach Hilfe, weil sie Angst vor dem Stigma oder dem Verlust ihres Arbeitsplatzes haben. Entspricht diese Beschreibung einer Person, die in der Lage ist, die Interessen des Patienten an erster Stelle zu setzen? Sollten wir nicht Ärzte und Krankenschwestern als Arbeiter betrachten, genau wie alle anderen, die auch schutzbedürftig sind? Grundlegendes muss sich ändern, um die Gesundheitsberufe wieder attraktiv zu machen.

Literatur

1. Warshafsky J. Julien Warshafsky, Dzer C: How this doctor died and what it tells us about the system that failed him. BMJ. 2018;361:k2564.
2. Ratheiser K. Dauerfeuer: Das verborgene Drama im Krankenhaus. Berlin: Suhrkamp; 2006.
3. Donaldson LJ. Sick doctors. BMJ. 1994;309(6954):557–8.
4. Office of Population Censuses and Surveys. Occupational mortality 1979–80, 1982–83. London: HSMO; 1986.
5. American Psychiatric Association (APA). Annual meeting. Abstract 1–227, presented 5 May 2018.

Chronisch sucht chronisch: Die Möglichkeiten des Web 2.0

Freundinnen fragen sich oft gegenseitig: „Warst du beim Gynäkologen? Ich weiß, es ist lästig, aber es muss getan werden. Zu wem bist du gegangen?"

Dann beginnt die Liste: Mann oder Frau, jung oder alt, nett oder nicht; und vielleicht als letzter Punkt wie kompetent sie waren: diejenigen, die ein Problem gelöst haben, diejenigen, die es nicht getan haben, diejenigen, die sehr gefragt sind, ob die Praxis gut erreichbar ist …. Dies ist die gängigste Form der alltäglichen Solidarität in der Welt der „medizinischen Hilfe". Selbsthilfegruppen begannen ursprünglich als Treffen zwischen kleinen Gruppen von Menschen, die das gleiche Problem hatten und in der gleichen Gegend lebten: Diese Gruppen brachten Menschen zusammen rund um ein gemeinsames Interesse, oder weil sie im Vergleich zu anderen benachteiligt waren – wie es bei der Frauenbewegung der Fall war – oder weil sie von der gleichen Krankheit oder dem gleichen Problem betroffen waren, wie bei den Anonymen Alkoholikern.

Der nächste Schritt war die Suche nach Informationen im Internet. Heute ist das Internet zu unserer wichtigsten Informationsquelle geworden in einem das Zeitalter prägenden Wandel, vergleichbar nur mit Gutenbergs Erfindung der Druckerpresse. Im Jahr 2004 kam der Ausdruck Web 2.0 in Gebrauch, um es vom Web 1.0 zu unterscheiden. Der Unterschied liegt darin, dass die Nutzer den Inhalt kontinuierlich ändern können, wie es bei sozialen Medien der Fall ist. Ein Artikel, der die Nutzung von sozialen Medien bei orthopädischen Patienten [1] untersucht, kommt zu dem Schluss, dass Informationen, die über soziale Medien weitergegeben werden, eine große Chance bieten, Menschen nicht nur zu „Konsumenten" ihrer Gesundheit zu machen: Sie können aktiv an ihrer Behandlung beteiligt sein. Allerdings bleibt das Problem der verwendeten Quellen und ihrer Zuverlässigkeit bestehen – ganz zu schweigen von der möglichen Voreingenommenheit, die durch die wirtschaftlichen Interessen von Ärzten, (privaten) Gesundheitseinrichtungen und natürlich der Pharmaindustrie entstehen kann.

Soziale Medien fördern auch virtuelle persönliche Beziehungen. Ich erinnere mich an eine Patientin, die aufgrund einer stark deformierten Wirbelsäule an

D. Rinnenburger, *Chronische Erkrankungen*, https://doi.org/10.1007/978-3-031-68960-4_14

Zwergwuchs litt; wegen ihrer Atemprobleme war sie nachts auf Sauerstoff- und Beatmungsgerät angewiesen. Bei einem Nachsorgetermin schien sie fröhlicher als
sonst; sie sagte, dass sie durch Facebook zu einer Ratgeberin für Menschen geworden war, die unter Angstzuständen litten. Sie war so froh, dieses Fenster zur Welt zu
haben: so oft ans Haus gefesselt wegen ihrer körperlichen Verfassung – die Mitglieder ihrer Familie waren die einzigen Menschen, die sie sah – aber jetzt, angesichts ihrer umfangreichen Erfahrung mit Krankenhausaufenthalten und Angst-
bewältigung konnte sie anderen Menschen helfen und fühlte, ihr Leben war
sinnerfüllt.

Der positive Einfluss, den der Kontakt mit anderen Patienten über das Internet
haben kann, ist gut dokumentiert in Gioia Di Biagios autobiografischem Bericht
über die Möglichkeiten, die das Web 2.0 bietet, mit dem Titel: *Come oro nelle crepe.
Come ho imparato a rendere preziose le mie cicatrici* (Wie Gold in den Bruchstellen: Wie ich gelernt habe, meine Narben wertvoll zu machen) [2].

Gioia hat das Ehlers-Danlos-Syndrom (Abb. 14.1 und 14.2), eine seltene Erkrankung, die das Bindegewebe des Körpers betrifft und die Haut extrem empfindlich
und dehnbar macht und verhindert, dass Wunden richtig heilen. Die Bänder sind
hyperelastisch und die Gelenke damit anfällig für häufige Ausrenkungen. Seit sie
7 Jahre alt war, war sie von Ärzten im Meyer-Kinderkrankenhaus in Florenz umgeben, sie fühlte sich lange Zeit allein und isoliert – bis zu dem Tag, an dem sie
ihren ersten Beitrag auf einer Website veröffentlichte, auf der Menschen mit der
gleichen Krankheit sich treffen und sprechen konnten:

> „Ich bin 25 Jahre alt und habe mich vor einer Woche zum ersten Mal gefragt, ob es Infor-
> mationen zu meinem Syndrom online gibt. Es hat mein Herz erwärmt.
> Meine Freunde haben mich immer liebevoll ‚das kleine Alien‘ genannt, und jetzt habe
> ich endlich andere Aliens gefunden – andere wunderbare, individuelle Lebensformen genau
> wie ich! Hallo Leute, wie ich!“

Ihr Buchtitel, übersetzt „Wie Gold in den Bruchstellen“, bezieht sich auf die antike japanische Kunst Kintsugi, die zerbrochenes Porzellan mit Gold kittet. Das

Abb. 14.1 Gioia Di
Biagio. (© Ilaria di Biagio)

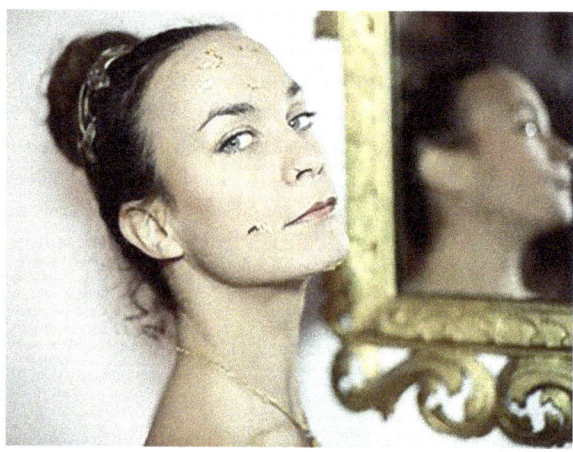

Abb. 14.2 Gioia Di
Biagio ist vom Ehlers-
Danlos-Syndrom betroffen,
das unter anderem durch
dehnbare, empfindliche
Haut gekennzeichnet ist.
(© Ilaria di Biagio)

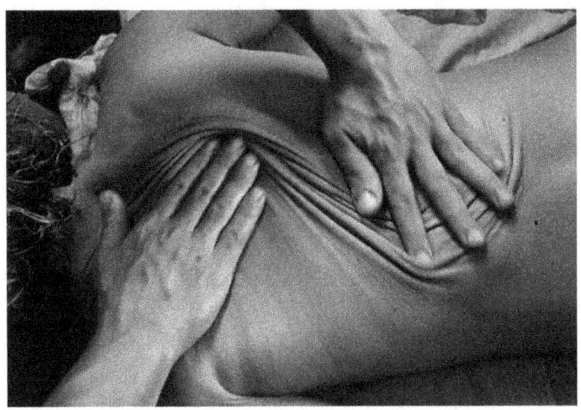

einst zerbrochene wird so noch wertvoller. Gioias Körper hat durch viele
Hautverletzungen, Luxationen, Brüche viele „Scherben", die metaphorisch mit
Gold geheilt wurden und ihren Körper jetzt noch wertvoller machen. Sie führt
Kintsugi-Workshops mit Tumorpatienten durch. Eine Schale wird zerbrochen, in
jede Scherbe wird ein wichtiges Lebensereignis geschrieben und dann werden die
Scherben wieder zusammengeklebt. Jede Schale ist besonders und stellt ein Leben
dar, der Prozess wird als sehr tröstlich wahrgenommen.

Schätzungen zufolge gibt es derzeit irgendwo zwischen 70.000 und 100.000
Selbsthilfegruppen in Deutschland: Das ist keine kleine Zahl und spiegelt den Bedarf der Patienten nach mehr Informationen, ihr Misstrauen gegenüber einer ein-
zigen Meinung und ihre Emanzipation von einem eher paternalistischen medizinischen Modell wider sowie das Bedürfnis, mit denen zu sprechen, die das gleiche
Leiden, Stigma und soziale Ungerechtigkeit erleben. Diese Gruppen haben einen
Einfluss auf die Gesundheitspolitik und die medizinische Welt und helfen bei der
Finanzierung von Forschung. Früher gingen die Menschen zu Gruppentreffen; heutzutage haben das Internet und soziale Medien die Kommunikation zwischen den
Mitgliedern viel einfacher gemacht. Die überwiegende Mehrheit dieser Gruppen ist
in Europa auf Facebook zu finden.

Oft werden diese Gruppen nicht von Patienten, sondern von Experten auf dem
Gebiet gegründet. Um nur einige Beispiele zu nennen: die AIC (Associazione Ita-
liana Cardiopatici; die italienische Herzkrankenvereinigung), die darauf abzielt, die
Menschen über die Risiken von Herz-Kreislauf-Problemen aufzuklären und die
Verbesserung der Kommunikation zwischen Patienten und Ärzten als eines ihrer
Ziele nennt. Ähnlich wurde FederAsma – jetzt Federasma und AllergieOnlus – von
zwei Spezialisten gegründet mit dem Ziel, die Rechte von Patienten mit Atemwegs-
und Allergiekrankheiten zu fördern. Patienten und Profis schließen sich oft zusammen, wie im Fall von AISLA, der italienischen Vereinigung für amyotrophe Lateralsklerose, die vielen Menschen, die von dieser seltenen Erkrankung betroffen sind,
Informationen und praktische Hilfe geboten hat. Dies sind nur einige Beispiele für
die vielen Hilfe- und Selbsthilfeorganisationen, die es in Italien – und tatsächlich in
vielen anderen Ländern – gibt, die eine breite Palette von Krankheiten abdecken.

Wenn Sie „Selbsthilfe" in Google eingeben, im Jahr 2022, kommen mehr als 92 Mio. Ergebnisse; geben Sie „Selbsthilfegruppen" ein, sind es über 11 Mio. Geben Sie „Selbsthilfe" und den Namen der Krankheit (z. B. „Angst") in Rom ein, sind es 595.000 Ergebnisse – unglaubliche Zahlen, die ständig zunehmen.

Ein zentrales Konzept in der Welt der Patientenverbände und Selbsthilfegruppen ist Empowerment, im Sinne von Machtübergabe. In Julian Rappaports allgemein akzeptierter Definition wird dies definiert als „ein Prozess, durch den Menschen, Organisationen und Gemeinschaften die Kontrolle über ihre Angelegenheiten erlangen" [3]. Patient Centered E-Health (PCEH) ist das Modell, das das grundlegende Prinzip des Internets zu seinem eigenen gemacht hat: Der Fokus liegt beim Patienten, auf seiner aktiven Teilnahme und auf dem Empowerment.

Eine italienische Initiative namens H-maps (www.h-maps.com) ist in dieser Hinsicht auch interessant. Es handelt sich um ein Pilotprojekt, das aus der Erfahrung einer Studentin der Radiologietechnik entstanden ist, als sie die Diagnose eines Hodgkin-Lymphoms im Rahmen ihres Praktikums bewältigen musste. Ausgehend von einer Skizze auf einem Stück Papier, begann sie, den gesamten Behandlungsprozess abzubilden. Dies ist bekanntermaßen komplex bei onkologischen Erkrankungen, insbesondere bei denen der hämatologischen Art. Ihr Projekt ist derzeit nur aktiv am San-Martino-Forschungskrankenhaus in Genua (IRCCS AOU San Martino IST) zur Behandlung von Hodgkin-Lymphomen (Erstlinientherapie), Non-Hodgkin-Lymphomen und myeloproliferativen Erkrankungen. Der Zugang zur Website ist persönlich und passwortgeschützt, und über sie können Patienten sowohl mit medizinischem Personal als auch mit anderen Menschen, die die gleiche Behandlung durchlaufen, kommunizieren. Es handelt sich um einen innovativen Ansatz, der eine gute Möglichkeit zur Reduzierung der Angst vor der Behandlung sein könnte.

Vor nicht allzu langer Zeit veröffentlichte das *New England Journal of Medicine Catalyst* [4] nach der Analyse eines Fragebogens, der 601 Gesundheitsexperten zu ihrer Rolle und dazu, wie soziale Netzwerke die Gesundheit der Patienten verbessern können, vorgelegt wurde, die Stellungnahme einer Gruppe von Experten für klinische Medizin. Die Mehrheit war überzeugt, dass soziale Medien einen erheblichen Einfluss haben könnten, zunächst auf das Management chronischer Krankheiten sowie auch auf die Förderung gesunder Lebensstiländerungen wie Gewichtsverlust und Rauchentwöhnung. Wir stehen vor einer epochalen Veränderung, die die Welt, einschließlich des Gesundheitssektors, noch komplexer macht. Noch vor 50 Jahren wurden Informationen aus einer medizinischen Enzyklopädie bezogen, wenn es eine im Haus gab. Heutzutage kann jeder von überall auf eine breite Palette von medizinischen Informationen zugreifen; man kann wissenschaftliche Artikel lesen, die früher in der Bibliothek bestellt werden mussten, wo sie Wochen später ankamen; man kann mit Menschen auf der ganzen Welt chatten und die fortschrittlichsten Forschungszentren kontaktieren. Diagnosen können heute mit künstlicher Intelligenz gestellt werden, bildgebende Verfahren damit ausgewertet werden. Ich frage mich, wie die traditionellen Mittel zur Suche nach medizinischer Beratung diesem standhalten werden, wenn emotionaler Trost auch online gesucht werden kann. Abgesehen von unserem Bedürfnis nach technischem Wissen und einer Schlüsselfigur, deren Hand den Behandlungsverlauf leiten wird, könnten wir uns nach dieser fast magischen, unergründlichen Verbindung sehnen, die während eines Arzttermins entstehen kann, die es ermöglicht, sich umsorgt, angehört und verstanden zu fühlen.

Ein weiteres auffällig neues Element hat auch die wachsende Stimme der Menschen begleitet, die das Leben geprägt von Krankheit betreten: das Bedürfnis, ihre Geschichte und ihre Suche nach Heilung zu erzählen. Diese Art von Bericht hat sich zu einem eigenen literarischen Genre entwickelt, in dem schmerzhafte Geschichten als sogenannte Elendsberichte (engl. misery reports) bezeichnet werden. Wenn man „Leben mit Krebs" in Google eingibt, bekommt man eine Vorstellung von der Konsistenz dieses Phänomens: Millionen Links werden angezeigt. Auch „Leben mit chronischen Krankheiten" liefert über eine Million Ergebnisse. Diese Zahlen sind enorm; es scheint, als gäbe es etwas für jede Situation: vom Rückfall eines Tumors bis zu einem Ratgeber für Eltern über eine kindgerechte Kommunikation (Abb. 14.3) oder für die Kommunikation mit dem Partner.

Narrative Berichte offenbaren den Wunsch oder das dringende Bedürfnis, die eigene Geschichte zu erzählen: ob auf Papier, in einem Blog oder auf Youtube. Ein „Selfie mit Krankheit" im Grunde. Dieser Mangel an Privatsphäre oder Diskretion kann schockieren: Überall sprechen die Menschen über ihre Erfahrungen, ob in poetischer Form – wir denken vielleicht an das Lied *My cancer romance* – oder in dramatischeren Begriffen; durch Video, wie in *My cancer relapse story*. Es fehlt auch nicht an Geschichten voller Humor: *Cancer is a laughing matter*. Und es gibt genauso viele Geschichten über chronische Krankheiten und ihre Auswirkungen auf das tägliche Leben. Anleitungen, wie man mit ihnen lebt, gibt es auch in Hülle und Fülle: Es gibt viele Möglichkeiten, chronische Krankheiten zu beschreiben und zu bewältigen.

Wir befinden uns also auf dem relativ neuen Gebiet der narrativen Medizin. Sie kann weder auf das „Selfie mit Krankheit" reduziert werden, noch ist sie eine weitere medizinische Spezialisierung. Sie lässt sich nicht einfach auf den Wunsch reduzieren, „den Patienten sprechen zu lassen". Tatsächlich hat sie mit der zugrunde liegenden Haltung der Ärzte zu tun, die versuchen, eine Brücke zwischen evidenzbasierter Medizin und den medizinischen Geisteswissenschaften zu schlagen [5]. Während die medizinische Wissenschaft uns sagt, was wir tun sollten, um Krankheiten zu bekämpfen, ermöglichen uns die Erzählungen der Betroffenen, in die menschliche Erfahrung der Krankheit und ihrer Behandlung einzutauchen, um dem Leiden einen Sinn zu geben und den Stellenwert im Leben zu erkennen.

Aber wie könnten wir die narrative Medizin definieren, jetzt, da sie zunehmend von neu ernannten Spezialisten aller Art und Herkunft bevölkert wird? Das Konsensdokument von 2015, das aus einem Treffen von Experten hervorgegangen ist, das 2014 vom italienischen Gesundheitsinstitut (Istituto Superiore di Sanità) einberufen wurde, bietet einen Ausgangspunkt [6]. Ziel der Konferenz war es, eine Definition der narrativen Medizin zu liefern und Licht auf die zahlreichen Missverständnisse zu werfen, die um diesen Ansatz kreisen:

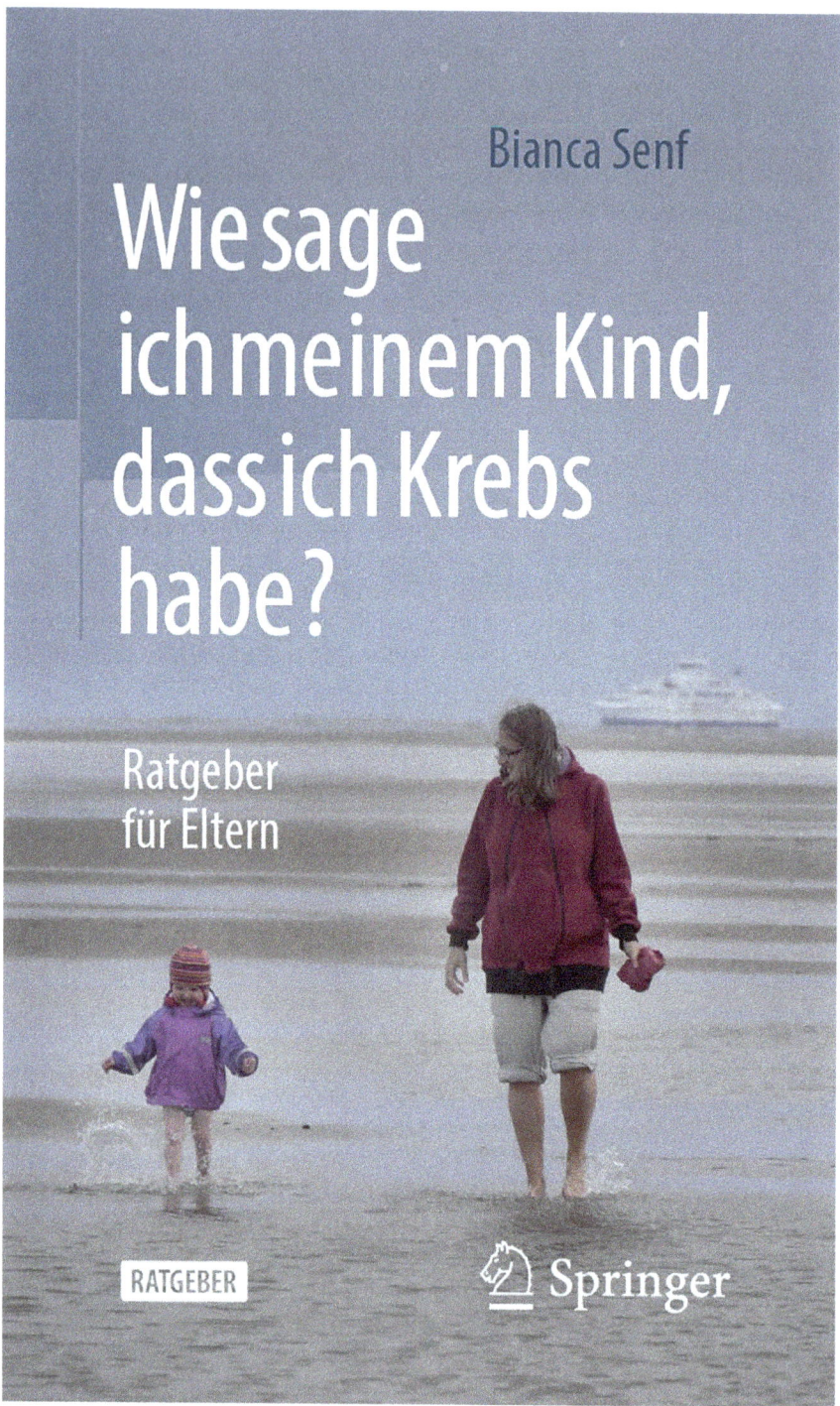

Abb. 14.3 Ein Elternratgeber für eine kindgerechte Kommunikation, (Springer Human Services; National Institutes of Health)

„Der Begriff ‚narrative Medizin' impliziert eine klinische Versorgungsmethodik, die auf einer spezifischen Art der Kommunikation basiert. Der narrative Akt ist das grundlegende Werkzeug zur Erfassung, Verständnis und Integration der verschiedenen Perspektiven der Krankengeschichte derjenigen, die am Krankheits- und Behandlungsprozess beteiligt sind. Ziel ist die gemeinsame Erstellung eines personalisierten Behandlungsverlaufs (die Behandlungsnarrative).

Die narrative Medizin verbindet sich mit der evidenzbasierten Medizin und, unter Berücksichtigung der Vielfalt dieser Perspektiven, macht klinische Entscheidungen ganzheitlicher, personalisierter, effektiver und angemessener. Ein narrativer Bericht des Patienten und derjenigen, die Pflege leisten, ist ein unverzichtbares Element in der modernen Medizin, zentriert auf die aktive Beteiligung derjenigen, die an den Entscheidungen beteiligt sind. Durch ihre Geschichten können Menschen eine zentrale Rolle im Behandlungsprozess spielen."

Es gibt viele Beispiele dafür, wie verschiedene Perspektiven idealerweise kombiniert werden könnten. Nehmen wir die Erkältung: So alltäglich und banal sie für einen Arzt sein kann – wie oft sagen wir uns, wenn wir eine bekommen: „Nun, es ist keine Überraschung, dass ich jetzt krank geworden bin." Einige Leute sagen, es liegt daran, dass sie mit ihrer Arbeitslast oder einer Beziehung nicht zurechtkommen; oder sie haben das Gefühl, dass sie eine wirkliche Pechsträhne hatten und sehen das Krankwerden als dessen unvermeidliche Folge. Wenn die Person einfach mit entzündungshemmenden Medikamenten und etwas Hustensaft nach Hause geschickt wird, ist sie unzufrieden; aber wenn sie die Geschichte erzählen konnte, wie es zum Kranksein kam, und was es bedeutet, fühlt sie sich verstanden und geht getröstet nach Hause.

Die Geschichten und Bedeutungen hinter einer Organtransplantation, wie der Lunge, können noch dramatischer sein. Aus klinischer Sicht findet dies am Ende einer langjährigen chronischen Erkrankung statt, wenn die Wissenschaft sagt, dass die Ateminsuffizienz so weit fortgeschritten ist, dass der Patient ohne Transplantation wahrscheinlich innerhalb einer relativ kurzen Zeit sterben wird. Es beginnt die Hoffnung auf ein Organ. Das ist die technische Sicht: Aber was bedeutet es für den Patienten, mit dem Herz oder der Lunge einer anderen Person zu leben? Wie werden sie sich mit dem Organ eines anderen sehen? Ist ihre Identität bedroht? Wie werden sie an die Person denken, die gestorben ist, um ihnen das Leben zu ermöglichen? Und werden sie in der Lage sein, die ständigen Kontrollen, die eine immunsuppressive Therapie erfordert, zu ertragen? Werden sie akzeptieren können, dass sie nie frei von diesem Prozess sein werden? Oder ist ihr Wunsch nach Unabhängigkeit so unwiderstehlich, dass sie eine strenge Behandlung für den Rest ihres Lebens nicht ertragen können? Neben der angemessenen psychologischen Beratung kann das Zuhören von persönlichen Geschichten eine wertvolle Quelle sein, die den individuellen Werten des Patienten, seiner emotionalen und familiären Geschichte, eine Stimme gibt. Medizin „angekleidet mit Erzählungen" [7] wie von Sandro Spinsanti erklärt, kann uns helfen zu verstehen, ob wir einen so hohen Preis akzeptieren und zahlen wollen – in Bezug auf die potenziellen Nebenwirkungen und Einschränkungen unserer persönlichen Freiheiten durch ständige Kontrollen – oder ob wir uns der Entscheidung stellen, weitere Behandlungen zugunsten eines kürzeren Lebens abzulehnen.

Das Zuhören dieser Erzählungen und ihre Wertschätzung in der klinischen Entscheidungsfindung hilft auch den Ärzten, ihre Arbeit reichhaltiger und bedeutender zu machen. Es kann ihnen ermöglichen, aus ihrer üblichen Routine herauszutreten. Selbst wenn sie von Natur aus nicht einfühlsam sind, möchten sie vielleicht ihre Arbeit anders erleben, durch die Entdeckung der inneren Welt eines Patienten. Raum für diese Erzählungen zu geben, hilft, Zynismus, Langeweile und Burn-out zu vermeiden.

Ihre Geschichte zu erzählen, hilft den Menschen, mit Krankheiten zu leben. In welcher Form auch immer: Bücher, Blogs, Filme oder Fotografien. Während in kürzeren, schärferen und schneller gelösten Krankheitserfahrungen der Bedarf an Erzählung vielleicht nicht aufkommt, weil das Erlebnis als abgeschlossen gilt (mit Ausnahme der actiongeladenen Geschichte, einer gesundheitlichen Katastrophe entkommen zu sein), ist sie bei chronischen Erkrankungen von entscheidender Bedeutung. Ein stärkeres Beherrschen von narrativen Kommunikationsfähigkeiten wäre daher wünschenswert. „Sich erzählen" kann ein effektiver Bewältigungsmechanismus sein, der hilft, Erfahrungen zu teilen und mit chronischen Erkrankungen zu leben.

Literatur

1. De Martino I, D'Apolito R, McLawhorn AS, et al. Social media for patients: benefits and drawbacks. Curr Rev Musculoskelet Med. 2017;10:141.
2. Di Biagio G. Come oro nelle crepe. Come ho imparato a rendere preziose le mie cicatrici. Mailand: Mondadori; 2018.
3. Rappaport J. In praise of paradox: a social policy over prevention. Am J Community Psychol. 1981;1:1–22.
4. Volpp KG, Mohta NS. Patient engagement survey. Social networks to improve patient health. University of Pennsylvania, NEJM Catalyst, Insight Reports November 2017. https://catalyst-nejm/org/survey-social-networks-patient-health (20.04.19).
5. Bert G. Medicina narrativa. Storie e parole nella relazione di cura. Roma: Il Pensiero Scientifico; 2007.
6. Conferenza di consenso. Linee di guida per l'utilizzo della Medicina Narrativa in ambito clinico-assistenziale per le malattie rare e cronico-degenerative. I Quaderni di Medicina de Il Sole 24 Ore Sanità, 2015. http://www.iss.it.documents/20126/Linee+Indirizzo+MN+ISS.pdf/e5e7b637-0da0-140b-f70d-4bef3f4240d1?t=1695104944954, 03.03.2021
7. Spinsanti S. La Medicina vestita di narrazione. Roma: Il Pensiero Scientifico; 2016.

Chronische Krankheiten gegen Ende des Lebens　15

„… so leben wir und nehmen immer Abschied."[1]
Rainer Maria Rilke

Mit dem Ende der paternalistischen Medizin ist die Zeit vorbei, in der eine andere Person – d. h. ein Arzt – alleine für uns Entscheidungen treffen durfte, von denen unsere Gesundheit, unser Leben und unsere Lebensqualität abhängen. Die Selbstbestimmung ist heute ein zentraler Grundsatz der medizinischen Ethik, auch wenn es immer noch vorkommt, dass Familien sich zwischen ihre Angehörigen und schlechte Nachrichten stellen, mit dem Ziel, sie zu schützen, auch mit dem Einverständnis des Arztes, so sehr dies auch gegen den Berufskodex verstößt. Im Großen und Ganzen haben wir heute so viel Auswahl in der Gesundheitsversorgung wie nie zuvor: Ob Prävention oder Behandlung, wir haben die Möglichkeit, zu akzeptieren, anzupassen, Kompromisse zu suchen oder rundweg abzulehnen. Dies gilt für das gesamte Spektrum der Behandlungen, ist aber besonders gegen Ende des Lebens wahr. Insbesondere in der Intensivmedizin tauchen existenzielle Fragen auf: Was ist am angemessensten? Was ist vergeblich? Sehr oft kann der Patient bei diesen Entscheidungen keine aktive Rolle spielen und Ärzte müssen sich häufig fragen, wie sie mit invasiven Behandlungen in einer weitgehend verzweifelten Situation fortfahren sollen.

Dies ist nicht immer ein einfacher Prozess. Ein einzelnes Leben beinhaltet viele Veränderungen, auch bei denen, die eine zugrunde liegende Einstellung zum Ende ihres Lebens und ihre Präferenzen dafür zum Ausdruck gebracht haben. Doch wenn eine Krankheit unerwartet auftritt, neigen die Gefühle und die Sicht auf das Leben dazu, sich zu ändern. Man erkennt, dass ein Zusammenleben mit einer chronischen Erkrankung oder anderen Gesundheitsproblemen möglich ist. Dies ist einer der Gründe, warum sogenannte Patientenverfügungen problematisch sein können. Viele Menschen behaupten in jungen Jahren und bei guter Gesundheit, dass sie überhaupt

---

[1] „… Duineser Elegien".

keine Lust haben, auf der Intensivstation, im Rollstuhl oder an der Dialyse zu enden. Und doch, wenn die Situation Realität wird und die Wahl zwischen einem Leben voller Kompromisse und gar keinem Leben besteht, ändern viele ihre Meinung. Eine Verfügung zu ändern – auch in Form einer Patientenverfügung – ist nicht immer einfach, insbesondere wenn ein Anwalt beteiligt ist. Eine vorausschauende Behandlungsplanung im Allgemeinen, bei der der Patient die Behandlung mit seinen Ärzten abstimmt, schließt idealerweise eine Patientenverfügung nach beratendem Gespräch ein.

Es gibt jedoch eine chronische Erkrankung, die es ab einem bestimmten Stadium der Erkrankung unmöglich macht, selbst zu entscheiden: Demenz. Im Jahr 2015 lebten 46,8 Mio. Menschen weltweit mit Demenz, eine Zahl, die bis 2030 auf fast 75 Mio. und bis 2050 auf 131 Mio. ansteigen wird ([1]). Demenz ist in der Regel mit Senilität verbunden, d. h., sie ist altersbedingt. Unser Gehirn ist ein Organ wie jedes andere, es altert und leider kann dies zu einem Mangel an Selbstständigkeit führen. Es gibt Menschen, die versuchen, im Voraus zu entscheiden und ihre Wünsche ihren Angehörigen zu überlassen, für den Fall, dass sie nicht mehr in der Lage sind, sich selbst zu versorgen. Aber die meisten Menschen wollen nicht darüber nachdenken: Was sein wird, wird sein! Indem sie dies tun, lassen sie andere in bestimmten Situationen für sie und über sie hinweg entscheiden.

Die große praktische und theoretische Frage ist: Sind wir, sobald wir an Demenz erkranken, noch die gleichen Menschen, die wir vorher waren, und sind die Entscheidungen dieser früheren Person daher gültig – oder sind wir jemand anderes? Wenn wir anders sind, hat diese Person vielleicht weniger Hemmungen als zuvor. Diese Hypothese stammt aus der sogenannten Fleischbällchen-Geschichte, die in Schweden stattfand; erstmals berichtet von der *Huffington Post*, wurde sie daraufhin von zahlreichen Publikationen aufgegriffen. Oscar, ein ehemaliger Veganer-Aktivist, litt an Alzheimer und bemerkte, dass die Leute in der Kantine des Pflegeheims, in dem er betreut wurde, Fleischbällchen aßen. Er probierte die Fleischbällchen, mochte sie und wollte von diesem Moment an auch welche. Seine Frau war schockiert und bestand darauf, dass er niemals, niemals Fleischbällchen gegessen hätte! Dies wirft ein Dilemma auf: Wer ist Oscar? Ist er der Mann von heute, der die Fleischbällchen will – oder der, den seine Frau kannte, der geschworen hatte, sie nie wieder zu essen? Oscar hat vielleicht keine Macht, große Entscheidungen im Leben zu treffen, und kann keine offiziellen Dokumente unterschreiben – aber sollte er nicht zumindest das Recht haben, Fleischbällchen zu essen? Wer weiß, vielleicht hat er sie nur verlangt, weil er nicht anders essen will als die anderen; oder vielleicht erinnerten sie ihn an das Haus seiner Mutter, als Veganismus noch unbekannt war?

Dass dies ist keine Banalität ist, sieht man daran, dass die britische Alzheimer-Gesellschaft dem Thema ein „factsheet" widmet [2]. Essen ist eine sehr persönliche und wichtige Sache im Familienleben. Eine Person, die an Demenz leidet, kann Nahrung verweigern oder ausspucken; sie versucht möglicherweise zu kommunizieren, dass das Essen zu heiß ist, oder sie weiß einfach nicht mehr, was sie damit anfangen soll. Demenzkranke können wegen des Essens gereizt und wütend werden und diejenigen herausfordern, die mit ihnen leben: Sie können frustriert sein über die Schwierigkeiten, die sie beim Essen haben, oder wenn es Zeitdruck gibt; oder sie mögen nicht, wo sie sind oder mit wem sie zusammen sind, oder was sie essen müssen. Es ist plausibel, dass sie ihre Entscheidung, kein Fleisch mehr zu essen, vergessen und sich stattdessen an eine Zeit in ihrem Leben erinnern, in der sie es gegessen haben; oder sie möchten Fleisch essen, weil alle es essen. Oder vielleicht hat die Person sich einfach geändert. Wessen Wille soll respektiert werden: der der Person, die war, oder der der Person im Hier und Jetzt? Ist es richtig, jemanden an eine frühere Wahl zu binden?

Das Szenario ist anders bei einer seltenen degenerativen chronischen Krankheit wie der amyotrophen Lateralsklerose (ALS). In diesem Fall kann es auch passieren, dass der Betroffene im Verlauf der Krankheit seine Meinung ändert, was den Patienten zu einer Reihe schwieriger Entscheidungen zwingt. Die Krankheit führt dazu, dass die Fähigkeit zu sprechen, zu schlucken, zu gehen und sich zu bewegen verloren geht, ohne aber normalerweise die kognitiven Fähigkeiten zu beeinflussen – abgesehen von einer seltenen Form, die Demenz einschließen kann. Es gibt keine Heilung für ALS, nur ein unaufhaltsames Fortschreiten. Da die Medizin keine Behandlung für die Ursache hat, kann sie nur vorschlagen, was getan werden kann, um weiterzuleben: einen Rollator und dann einen Rollstuhl benutzen, mit einem Computer kommunizieren, eine PEG zur Nahrungsaufnahme (ein Schlauch im Magen, durch den die Nahrung fließt) und eine Tracheotomie durchführen sowie eine zunächst nicht invasive und dann invasive maschinelle Beatmung nutzen. Dies ist der technische Teil, der dem Patienten erklärt wird. Die Person, der diese Tragödie widerfährt, ist oft sprachlos, geschockt von der Aussicht auf eine grausame und unvorstellbare Zukunft, die sie wie ein Meteorit zu treffen scheint. Manch einer verstummt bei diesen Aussichten und sagt erst einmal Nein zu allem, weil er nicht mehr darüber sprechen will. Eine stufenweise Kommunikation der bevorstehenden Aussichten wäre wichtig, ist aber manchmal aufgrund des raschen Verlaufes schwierig.

Die Bedeutung all dieser Unterstützungsmechanismen für den Patienten geht weit über ihre technischen Implikationen hinaus: Die Vorstellung, im Rollstuhl zu sitzen oder sich als behindert zu sehen, ist unerträglich, vor allem wenn die Betroffenen sehr jung sind. Sie bewegen sich lieber mit einem Stock und nehmen einen Sturz in Kauf. Und was ist mit der Sprache, die im Leben so viel bedeutet? Schließlich wird die Fähigkeit zu kommunizieren auf die metallische Stimme eines Computers reduziert sein. Was das Essen betrifft, muss der Patient den Verlust von Gerüchen und Geschmacksrichtungen hinnehmen, da die Kalorien direkt in den Magen durch einen Schlauch gelangen. Keine wunderbaren Abende mehr um einen Esstisch mit Familie und Freunden. Und schließlich wird unser Atmen – diese völlig autonome Aktivität, die uns mit dem Leben verbindet – durch eine Maschine ersetzt; zunächst mag es nur ein paar Stunden mit einer Maske beinhalten, und dann durch eine Tracheotomie. Jedes dieser Verfahren erfordert die Beteiligung und Zustimmung des Patienten, was für ihn und seine Angehörigen schmerzhaft ist.

Vor Jahren wurde in Italien nicht über die Schwere der Krankheit gesprochen. Im Allgemeinen starben die Menschen an Erstickung, entweder wegen Atemversagen oder durch das Einatmen von Nahrung. Heutzutage sind Menschen mit ALS die bewussten Akteure ihres Lebens, und sie brauchen Klarheit und Mut, um all das zu bewältigen. Es gibt diejenigen, die jede Form von invasiver Behandlung ablehnen. Ich erinnere mich an einen sehr erfolgreichen Luftfahrtingenieur, der im Alter von 78 Jahren erkrankte. Nachdem er seine Prognose und seine Optionen sehr sorgfältig angehört hatte, sagte er sofort, dass er nicht invasive Therapien wie maschinelle Beatmung mit einer Maske während der Nachtstunden und eine Hustenmaschine akzeptieren könnte, aber er lehnte die PEG und Tracheotomie kategorisch ab. Er war so klar und bewusst, was er tat, dass er sofort seine Zustimmung gab, in ein Palliativpflegeprogramm aufgenommen zu werden. So konnte er unverzüglich Symptomlinderung erhalten, als seine respiratorische Insuffizienz sich verschlechterte. Er starb friedlich. Sein Weg wurde durch die Verfügbarkeit von Informationen und die Bereitschaft, sich den Dingen zu stellen und bewusste Entscheidungen zu treffen, erleichtert.

Es gibt auch diejenigen, die sich nicht entscheiden und dann in tragischen Umständen in der Notaufnahme aufgenommen werden. Zu diesem Zeitpunkt ist es der diensthabende Anästhesist, der die Entscheidung treffen muss, ohne etwas über die Person zu wissen. Dies ist einem jungen Mann von 38 Jahren passiert, begleitet von seiner Frau trifft er im Krankenhaus mit dem Notfallwagen ein. Die Frau behauptete, dass ihr Mann, der zu diesem Zeitpunkt bewusstlos war, niemals eine Tracheotomie gewollt hätte. Die Anästhesistin war nicht überzeugt: Sie intubierte den Mann, beatmete ihn, bis es ihm wieder besser ging, weckte ihn auf und fragte ihn, ob er in Yukunft mit einer Tracheotomie weiterleben möchte. Der junge Mann sagte „Ja": Er hatte zwei kleine Kinder und wollte für sie am Leben bleiben. Er trennte sich später von seiner Frau und lebte viele Jahre mit seiner neuen Partnerin, seiner ersten Liebe, zusammen. Am Ende war er ans Bett gefesselt und konnte nur noch seine Augen bewegen. Und doch hatte er eine bewusste Wahl getroffen. Diese Geschichte zeigt auch, wie heikel die Position des Arztes ist, wenn er aufgefordert wird, Behauptungen zu bewerten, die im Namen des direkt betroffenen Patienten gemacht werden.

Aber man kann es auch bereuen, „Ja" gesagt zu haben. Ein 60-jähriger Mann, einst ein talentierter Fußballspieler, erkrankte an einer sehr aggressiven Form von ALS. Schon bald benötigte er eine 24-Stunden-Beatmung. Die Zeit für eine Entscheidung über die Tracheotomie kam. Er wollte Nein sagen, kämpfte aber aus religiösen Gründen mit der Entscheidung: Er dachte, Gott würde ihm nicht vergeben, wenn er das Leben ablehnen würde, das ihm die Medizin durch Beatmung und eine Tracheotomie geben könnte. Der katholische Krankenhausseelsorger wurde um eine Beratung gebeten. Er sprach eine Stunde alleine mit ihm. Es wurde keine schriftliche Transkription des Gesprächs eingereicht, aber dem medizinischen Personal wurde mitgeteilt, dass der Patient beruhigt worden war; Gott sei mit ihm, egal, wie er sich entscheide: Er hatte das Recht zu wählen; Gott würde ihn nicht zwingen, aber auch nicht für ihn entscheiden. Der Patient war jedoch noch nicht bereit, sich vom Leben zu verabschieden, und stimmte der Tracheotomie zu, die es verlängern würde. Nach der Operation wurde er jedoch schwer depressiv, reizbar; er wollte die Tracheotomie sofort entfernen lassen, änderte dann aber wieder seine Meinung. Diese Zweifel dauerten monatelang an.

Man kann auch „Ja und Nein" sagen, was zu anderen Entscheidungsszenarien führt. Wie wir gesehen haben, kann die Auswirkung der ersten Diagnose einer degenerativen Krankheit verheerend sein.

Eine ältere Frau namens Rosa kam in unsere Ambulanz wegen einer durch ALS verursachten Ateminsuffizienz. Als ich über die Folgen ihrer Krankheit zu sprechen begann, unterbrach sie mich und sagte: „Frau Doktor, bitte sagen Sie mir nicht, wie es endet." Sie sagte, sie sei bereit, sich einer Beatmung zu unterziehen. Eines Tages wurde sie ins Krankenhaus eingeliefert, weil ihre Atemprobleme sich verschlimmert hatten. Sie konnte die nicht invasive Beatmung nicht ertragen und lehnte nach einer eher angespannten Beratung eine Tracheotomie ab. Ihre Entscheidung war keine Ablehnung des Lebens, erklärte sie: Sie erklärte, sie nehme Rücksicht auf ihre Familie. Sie beschrieb ihre beiden Töchter, die beide kleine Kinder hatten und sich sehr um sie kümmerten: Die Pflege ihrer Mutter würde Zeit und Aufmerksamkeit von den Kindern ablenken. Was sie selbst betraf, sagte sie, dass sie über 70 sei, ihr Leben hatte einen Sinn gehabt und sie könne sein Ende akzeptieren. Die beiden Töchter – zunächst bestürzt und ungläubig – akzeptierten die Wahl ihrer Mutter und erkannten ihre Reife und Großherzigkeit. Sie besuchten uns noch Jahre danach.

Heutzutage erfordern viele Krankheiten schwierige Entscheidungen: Welche Behandlung soll man durchführen und welche vermeiden; wann, im Falle von Krebserkrankungen, soll man aufhören, wann eine Therapie akzeptieren, die noch im Versuchsstadium steckt? Und wann alle invasiven Behandlungen wie Radio- und Chemotherapie aufgeben; wann soll man sich auf Schmerzlinderung und Palliativpflege verlassen; wann soll man in ein Hospiz gehen? Diese Art von Entscheidungen sind nur möglich, wenn sie bewusst getroffen werden. Leider kommt es immer noch vor, dass unheilbar kranke Krebspatienten, die Notaufnahme aufsuchen, die kein Ort für einen Patienten ist, der nicht „gerettet" werden kann. Manchmal ist dies eine aus Verzweiflung geborene Wahl, weil die Familie nicht weiß, was sie tun soll, oder an wen sie sich wenden soll. Dahinter können eine Lücke in der Allgemeinmedizin und die Enge der onkologischen Praxis stecken, insbesondere wenn sie sich auf die Krebsbehandlung beschränkt, wenn sie keinen klinischen Ansatz mit dem Palliativpflegemodell verbindet. Aber es gibt auch Fälle von Patienten, die es nicht wissen wollen, und denen die Familie nicht hilft, die Realität der Situation zu verstehen, dann sind die Entscheidungsprozesse schwierig.

Es gibt auch weniger dramatische Entscheidungen, in einfacheren Situationen: wenn man, bei vollem Bewusstsein im fortgeschrittenen Alter zu sein, eine Grenze setzen kann. Ein Beispiel, das viel Aufmerksamkeit erregte, war das der Astrophysikerin Margherita Hack. Im Alter von 90 Jahren entschied sie sich gegen die ihr angebotene Herzoperation; sie starb im Alter von 91 Jahren zu Hause. Im Dezember

2012 wurde sie von der italienischen Zeitung *Il Corriere della Sera* interviewt und sagte: „Ich möchte die mir verbleibende Zeit zu Hause verbringen, mit meinem Mann Aldo und meinen Haustieren. Ich habe keine Angst vor dem Tod. Ich habe mich entschieden, keine doppelte Herzoperation durchführen zu lassen, die ich für zu riskant halte – aber ich bleibe den Dingen verpflichtet, für die ich immer gekämpft habe, sowohl als Astrophysikerin als auch als Bürgerin, und das wird so weit wie möglich fortgesetzt."

Welche Rolle spielen Ärzte bei den Entscheidungen, die sich am Ende unseres Lebens stellen? Vor allem ist es ihre Pflicht, dem Patienten ein vollständiges Bild der möglichen Behandlungen zu geben, zusammen mit ihren jeweiligen Vor- und Nachteilen. Meistens kann dies nicht in einer Sitzung erledigt werden. Manchmal, wie in dem Fall, den ich oben erwähnte, des Patienten mit ALS, der bewusstlos in die Notaufnahme gebracht wurde, müssen Entscheidungen in wenigen Minuten getroffen werden, was weit entfernt von ideal ist. Oft braucht es Zeit, um Informationen in Ruhe zu verarbeiten, alleine oder mit der Familie. Die Bedeutung einzelner Entscheidungen kommt in kleinen Wellen: Alles auf einmal zu erfassen, ist unmöglich. Ohne vollständige, erschöpfende Informationen, die immer wieder gegeben werden, gibt es keinen „nächsten Schritt".

Der Arzt sollte versuchen, das allgemeine Lebensgefühl des Einzelnen zu verstehen und es in der persönlichen Geschichte der betroffenen Person einzuordnen. Ein Herzschrittmacher hat eine andere Bedeutung für eine 90-Jährige wie Margarita Hack als für einen 20-Jährigen, der gerade mit einem Herzproblem diagnostiziert wurde. Eine einzelne Person könnte es schwerer finden, einen Weg zu wählen, der Hilfe von vielen Pflegekräften erfordert. Jemand über 80 kann sich für eine Tracheotomie entscheiden – er sollte auch wissen, welch enormen Einfluss das auf seine Umwelt und seine Familie hat, sodass er in Betracht ziehen kann, sich gegen eine Behandlung zu entscheiden, die sowohl für ihn selbst als auch für diejenigen, die zur Unterstützung aufgerufen sind, sehr anspruchsvoll wäre.

Ein älterer Patient hat oft eine andere ältere Person an seiner Seite, und das kann einen erheblichen Einfluss auf die Entscheidungen haben, die sie treffen. Idealerweise sollte der Spezialist, dessen Arsenal Behandlungen umfasst, die einen tiefgreifenden Einfluss auf das Leben einer Person und ihre Lebensqualität haben, die Angelegenheiten mit dem Einzelnen, seiner Familie und möglicherweise seinem Allgemeinmediziner besprechen, um eine gemeinsame Entscheidung über die Behandlung zu treffen. Alles im Auge behalten und individuelle Anfragen berücksichtigen („Doktor, Sie kennen mich, was würden Sie an meiner Stelle tun?") ist schwer, denn die Haltung des beratenden Arztes sollte die eines Ratgebers sein, der sich nicht durch sein eigenes moralisches oder religiöses Denken beeinflussen lassen sollte, und doch wartet die Person auf einen kleinen Anstoß in die eine oder andere Richtung, um nicht in unlösbaren Dilemmata zu verzweifeln.

Eine Wahl in der Welt der chronischen Krankheit setzt voraus, dass man alle Informationen hat, die zu bewussten Entscheidungen führen müssen. Wenn das nicht der Fall ist, passieren die Dinge einfach. Wir finden uns in Situationen wieder, die wir niemals gewollt hätten, und uns werden Dinge verweigert, die wir sonst gerne akzeptiert hätten. Es ist der Unterschied zwischen: sich dem Schicksal zu ergeben oder dem Leben – einschließlich seinem Ende – eine Gestalt zu geben.

Literatur

1. World Alzheimer Report. The global impact of dementia. An analysis of prevalence, incidence, cost and trends; 2015. https://www.alzint.org/resource/world-alzheimer-report-2014. 17.10.2016.
2. www.alzheimers.org.uk/sites/default/files/pdf/factsheet_eating_and_drinking.pdf. 15.10.23

Chronische Krankheit und Palliation 16

„Wir werden alles tun, um dir beim Sterben zu helfen, aber wir werden dir auch helfen zu leben, bis du stirbst."
Cicely Saunders

Wir können nicht über Entscheidungen am Lebensende sprechen, ohne die Palliativmedizin oder besser gesagt ohne einen grundsätzlich palliativen Ansatz zu berücksichtigen. Bis vor Kurzem war die klinische Denkweise ziemlich schematisch. Bei einem ernsten gesundheitlichen Problem: Intensivstation, von dort auf die „Normalstation", danach Rehabilitation oder, wenn nichts Kuratives mehr getan werden konnte, auf die Palliativstation oder vielleicht in ein Hospiz als letzte Anlaufstelle. Dieser sehr schematische Ansatz hat sich gewandelt. Wir wissen jetzt, dass die Rehabilitation in der Intensivpflege beginnen muss, sonst kann es schmerzhafte Folgen geben: Ankylose und verkürzte Sehnen nach monatelangem Liegen im Bett, möglicherweise unter Sedierung. Die Nebenwirkungen der Intensivpflege und das lange Liegen im Bett können nicht nur Rehabilitation erfordern, sondern manchmal sogar eine Operation. Wir wissen jetzt, dass solche Probleme vermieden werden können, indem Physiotherapeuten rechtzeitig einbezogen werden, d. h. Rehabilitation schon auf der Intensivstation.

Das Gleiche gilt, wenn man über Palliativpflege nachdenkt. Ihre Funktion überschneidet sich mit den alten Prinzipien der hippokratischen Medizin: „Erstens, tue keinem Schaden; zweitens, lindere Schmerzen." Menschen mit einer chronischen Krankheit, die vor einer schwierigen Entscheidung stehen, müssen wissen, dass Ärzte immer alles tun werden, um ihr Leiden zu lindern, unabhängig von der Entscheidung, die sie treffen. Dieses grundlegende Engagement muss allen klar sein. Wenn das Ziel ist, den Schmerz unter Kontrolle zu halten, muss der Patient wissen, dass sein Arzt bereit ist, jemanden mit größerer palliativer Expertise zu rufen, mit dem Ziel, eine 24-Stunden-Betreuung zu gewährleisten, auch zu Hause. Ein Klaps auf den Rücken, der sagt, alles wird gut, reicht nicht mehr aus, denn er verzögert wichtige palliative Behandlungen.

Palliatives Denken sollte Teil des Entscheidungsprozesses sein bei der Überlegung, ob man z. B. eine Tracheotomie durchführen lässt oder ob man in ein experimentelles Chemotherapieprogramm einsteigen soll. Der Patient, der solche Entscheidungen treffen muss, muss darüber informiert werden, was getan werden kann, falls er keine invasive Behandlung mehr akzeptiert. Dies gilt für so viele Situationen, aber zwei offensichtliche Beispiele sind: ob man eine riskante Operation im hohen Alter im Falle von Herzversagen durchführen lässt oder ob man sich einer Organtransplantation unterzieht. Besonders beim Letzteren ist es wichtig zu wissen, dass viele Patienten trotzdem sterben können, obwohl sie auf der Transplantationsliste stehen, da es immer einen Mangel an Organen gibt. Zu wissen, dass man, wenn man das Krankenhaus verlässt und nach Hause geht, eine andere Gruppe von Krankenschwestern und Ärzten haben wird, die ausgebildet sind, Unterstützung zu leisten und mit Spezialisten zusammenzuarbeiten, ist für den Patienten und seine Familie enorm beruhigend.

Denken wir zurück an die ältere Rosa (Kap. 15): Nach Monaten des Ja-und-Nein entschied sie sich für ein festes „Nein" – sie fühlte, dass sie ihr Leben gelebt hatte, und wollte nicht, dass die Last ihres Überlebens auf ihren Töchtern und Enkelkindern lastet. Ihre Entscheidung wurde durch das Wissen erleichtert, dass sie in dieser Wahl vollständig unterstützt werden würde. Ärzte erklärten ihr, wie die nicht invasive Beatmung sich anfühlen würde, wenn sie diese ertragen könnte; wenn sie es nicht könnte, könnte Schmerzlinderung eingesetzt werden, indem Morphium und seine Derivate verwendet werden, um die Angst und Dyspnoe zu bekämpfen. Ihre Muskelschwäche würde zu Atemversagen führen und somit Dyspnoe verursachen, aber das Morphium würde dieses Gefühl lindern. Eine Erhöhung des Kohlendioxids würde zuerst zu Schläfrigkeit und dann zu einem Koma führen, was ihr erlauben würde, im Schlaf zu sterben. Und das ist tatsächlich, was passiert ist: weil sie in den Händen von Atemspezialisten in der Intensivpflege war, die palliative Werkzeuge als einen integralen Bestandteil ihrer Arbeit verwendeten. Patienten, die vor so schweren Entscheidungen stehen, müssen wissen, was passiert im Falle von Atemnot und unkontrollierbaren Sekreten. Menschen, die an einer degenerativen neuromuskulären Krankheit wie der amyotrophen Lateralsklerose (ALS) leiden, haben Angst vor dem langsamen Ersticken und wollen die Versicherung, dass das Sterben erleichtert wird. Der ebenfalls in Kap. 15 erwähnte Flugzeugingenieur lehnte die Tracheotomie ab, nachdem er wusste wie Palliation funktioniert. Die Idee, gleichzeitig an zwei Fronten zu arbeiten – sowohl Intensiv- als auch Palliativpflege – ist von entscheidender Bedeutung, und die Kombination der beiden schafft das, was als simultane Versorgung und Pflege bekannt ist.

In diesem speziellen Fall hatte der Ingenieur kein Verlangen nach einer Tracheotomie und einem langen Leben an einem Beatmungsgerät – aber er war froh, eine nicht invasive Beatmungstherapie mit einer Maske zu haben, die ihm Stunden der Erleichterung bot, die er auch jederzeit abnehmen konnte, damit er sprechen konnte. Er stimmte auch gerne der Hustenmaschine zu, die ihm half, die Ansammlung von dichten und zähen Sekreten zu entfernen. Das Palliativteam kam an Bord, während er diese Geräte benutzte, während sie sich zuvor darauf beschränkt hätten, den

Schmerz und die Dyspnoe mit Morphin zu lindern. Palliativmedizin kann daher die Behandlung von terminal kranken Patienten neben der Fachmedizin unterstützen, ohne das Ziel zu haben, das Leben um jeden Preis zu retten. Es gibt auch eine „Hightech-Form" der Palliation, die nicht gegen den Geist der palliativen Herangehensweise verstößt.

Simultane Behandlung ist ein Konzept, das aus der Onkologie stammt, dem Bereich, in dem zuerst verstanden wurde, dass eine Kombination aus onkologischer und palliativer Behandlung frühzeitig stattfinden musste. Eine Studie, die 2010 im *New England Journal of Medicine* [1] veröffentlicht wurde, fand heraus, dass dieser Ansatz sowohl die Lebensqualität des Patienten als auch seine Stimmung verbesserte; sie zeigte auch, dass eine Gruppe, die frühzeitig onkologische und palliative Pflege erhielt, länger lebte und am Lebensende weniger intensive Behandlungsformen benötigte.

In der Medizin geben wir immer dem die größte Bedeutung, was sich als bewiesen wirksam gezeigt hat, „evidence-proofed". Es ist offensichtlich, dass diejenigen, die volle Unterstützung erhalten, sowohl aus pharmakologischer als auch psychologischer Sicht, dass die, die wissen, was sie erwartet und auf wen sie sich verlassen können, eine bessere Lebensqualität haben. Die Angst, nicht zu wissen, wie genau das Ende kommen wird, wird durch das Wissen gelindert, dass alles getan wird, um Leiden jeglicher Art zu minimieren.

Es hat Zeit gebraucht, bis die Palliativpflege bei Krankheiten außerhalb der Onkologie Fuß gefasst hat: Sie wurde zuerst bei AIDS eingesetzt, dann bei amyotropher lateraler Sklerose. Dies hat oft weniger mit einer bestimmten Grundphilosophie zu tun als mit einer Reihe von praktischen Problemen, wie der Komplexität der Unterstützung von Patienten zu Hause. Mit den Verbesserungen der Behandlung bei allen organbezogenen Krankheiten sind chronische Erkrankungen weiter verbreitet; und am Tag, an dem diese Erkrankungen ihr Endstadium erreichen, benötigen sie palliative Pflege. Dies ist der Fall in der Pneumologie, Kardiologie, Nephrologie, Neurologie und in vielen anderen Fachgebieten. Eine Notaufnahme kann kein sicherer Hafen für Patienten sein, die zu Hause zu schwierig zu pflegen sind; noch sollten Hospize der Ort werden, in dem chronisch Kranke aufgenommen werden, weil sie anderswo nicht versorgt werden können. Das weite Feld der chronischen Krankheiten wird voraussichtlich das Hauptexpansionsfeld der Palliativpflege werden.

Mauro war 82 Jahre alt. Er hatte 15 Jahre lang Sauerstofftherapie wegen chronischer obstruktiver Bronchitis erhalten und war immer häufiger in stationärer Behandlung, als sein Zustand sich verschlechterte. Nachdem er in jungen Jahren Tuberkulose gehabt hatte, litt er auch an posttuberkulärer Lungenfibrose und Herzkrankheiten. Das letzte Mal, als er auf der Intensivstation war, hatte er sich sein Zustand kaum gebessert. Das medizinische Team sprach mit ihm und seiner Familie und klärte sie darüber auf, dass eine weitere Hospitalisierung möglicherweise nicht vorteilhaft wäre, aber dass sie mit der palliativen

Behandlung beginnen könnten. Er wurde entlassen. Während er zu Hause war, erlebte er immer schwerer Atemnot, die ihn dazu brachte, auszurufen: „Hilf mir, ich ersticke", was für ihn und seine Familie äußerst traumatisch war. Das Palliativteam griff ein und begann, kleine Dosen von Morphin zu verabreichen. Mauro fühlte sich besser, hatte keine weiteren Schreianfälle; er war wach, er konnte sich bewegen und mit seiner Familie kommunizieren. Das Palliativteam kam jeden Tag ins Haus, und das Morphium und die Garantie der fortlaufenden Unterstützung beruhigten ihn. Er entschied sich dann, in ein Hospiz zu gehen, um seiner Familie eine Pause zu geben. Nach dieser Pause kam er wieder nach Hause, bis die Situation dort nicht mehr zu beherrschen war. Er benutzte die nicht invasive Behandlung zur Linderung der Atemnot fast bis zum Ende.

Das Mauros Fall ist ein Beispiel dafür, wie die Intensivpflege der Atemwege neben der Unterstützung durch ein Palliativteam arbeiten kann. Die Priorität liegt darin, dass Mauro sich besser fühlen kann und weiß, dass Unterstützung für ihn und seine ganze Familie verfügbar ist. Dies vermeidet weitere Fahrten in die Notaufnahme auf der Suche nach einem Bett auf der Intensivstation – das oft nicht verfügbar ist – und wo man in den letzten Tagen seines Lebens nicht so komfortabel versorgt werden kann wie zu Hause oder in einem Hospiz, das andere Prioritäten hat als ein Krankenhaus.

Auch in einem Krankenhausumfeld sollte der palliativen Denkweise ihr Platz eingeräumt werden – einschließlich der Notaufnahme – um so der Tendenz entgegenzuwirken, alles zu wollen: immer, die ganze Zeit, für jeden. Die Spannungen in den Notaufnahmen sind oft so hoch wie die Erwartungen der Menschen, mit Familienmitgliedern, die alles sofort verlangen. Diejenigen, die sich um die Kranken in diesen Einrichtungen kümmern, neigen dazu, eine defensive Haltung zu entwickeln, weil es nicht ungewöhnlich ist, dass Familienmitglieder sie bedrohen, indem sie sagen, sie kennen Leute in hohen Positionen – oder sie sind selbst Journalisten, Politiker, Anwälte oder Richter – und sie werden an die Presse gehen oder sie verklagen, wenn die Dinge nicht sofort erledigt werden, und vor allem nicht so, wie sie es wollen. Die logistischen Probleme und Organisationsprobleme in einer Notaufnahme sind real: Die Kommunikation zwischen den ängstlich Wartenden und denen, die sich um die Kranken kümmern, ist oft schlecht. Zeit ist knapp, was manchmal durch schlechte Organisation verschlimmert wird; die Menschen haben recht, sich zu beschweren, doch hilft dies in der Notaufnahme nicht weiter.

Dennoch bleibt das zugrunde liegende Problem bestehen: Wann ist ein Organversagen „Endstadium"? Ab welchem Punkt lohnt es sich nicht mehr zu insistieren? Ab welchem Punkt schaffen wir Intensivpatienten, die keine Hoffnung haben, und behindern so den Zugang zu Betten für diejenigen mit besseren Chancen?

Maria, eine Dame in ihren Achtzigern, litt an amyotropher Lateralsklerose in ihrer Form mit fortgeschrittener Demenz. Sie wurde wegen Atemversagen in die Notaufnahme gebracht. Der Anästhesist war unsicher, ob er sie intubieren sollte, da die Patientin aufgrund ihrer geschwächten kognitiven Fähigkeiten nicht entscheiden konnte. Marias Ehemann, ein Anwalt, setzte den Leiter des Wiederbelebungsteams unter Druck und sagte, dass seine Frau ein Recht auf „alles" habe. Der Anästhesist erklärte, dass es für eine kognitiv gesunde Person schon schwer genug sei, das Leben als Tetraplegiker an einem Beatmungsgerät mit einer Tracheotomie zu ertragen, geschweige denn für diejenigen, die es nicht verstehen könnten; seine Versuche erwiesen sich als fruchtlos. Die Drohungen wurden verbal aggressiv. Der Kollege intubierte schließlich die Patientin, die dann auf die Intensivstation in der Lungenabteilung verlegt wurde. Es wurde klar, dass eine Sedierung notwendig sein würde. Der Sohn war bemerkenswerterweise erstaunt, dass dieser Zustand lange anhalten kann, sogar Jahre. Kannten die Verwandten die Natur der Erkrankung nicht?? Konnten sie es nicht verstehen oder wollten sie es nicht?

Dies ist ein Extremfall, aber es gibt so viele Geschichten von Söhnen und Töchtern, die ihre geliebten Eltern nicht loslassen können. Nachdem ich gerade einem Sohn die Nachricht gegeben hatte, dass seine Mutter – die weit in ihren Neunzigern war – es nicht schaffen würde, sagte er zu mir: „Das ist nicht möglich; sie ist meine Mutter!" Es kann auch passieren, dass die Rente des sterbenden Elternteils die einzige Einnahmequelle der Familie ist und ihre Verzweiflung eine wirtschaftliche Dimension annimmt. Die Entscheidung, ob man die Behandlung fortsetzen oder in den letzten Stadien des Organversagens invasivere Verfahren einleiten sollte, ist eine komplexe Angelegenheit. Angesichts der enormen beruflichen und moralischen Verantwortung sollte niemand diese Entscheidung alleine treffen müssen.

Diese täglichen Konfliktsituationenen führten in Italien zur Erstellung des gemeinsamen Dokuments zur Behandlungsvorausplanung für Patienten mit chronischem, „Endstadium" Organversagen aus dem Jahr 2013 [2]. So führt der Anästhesist Giuseppe Gristina das Dokument ein:

„Die Identifizierung des Beginns des ‚Endstadiums' in Zeiten der Verschlechterung bei fortgeschrittenem, chronischem Organversagen stellt einen neuen und komplexen Bereich der klinischen Praxis dar, der Intensivmediziner und Notärzte sowie Organspezialisten bei der Erstellung von klinischen Versorgungswegen einbezieht, die sich von der Intensivstation unterscheiden. Der Ansatz sollte der Prognose angemessen sein, sowohl mit einem stärkeren Fokus auf den Komfort des Patienten und die Unterstützung seiner Angehörigen als auch auf die Stabilisierung.
    Dieser moderne Ansatz für kritische Patienten mit chronischen Erkrankungen stellt eine große Herausforderung dar. Entscheidungen müssen in verschiedenen Umgebungen, in kurzer Zeit, mit begrenzten Informationen getroffen werden; sie setzen daher die Fähigkeit voraus, in Anbetracht einer erheblichen Anzahl biologischer Variablen zu resümieren, zu reflektierenund zu bewerten – bei oftmals begrenzten wissenschaftlichen Beweisen, die

helfen würden, zwischen den verschiedenen Behandlungsoptionen zu unterscheiden. Aufgrund einer alternden Bevölkerung und einer damit einhergehenden Zunahme chronisch degenerativer Erkrankungen werden Ärzte jedoch zunehmend in Situationen dieser Art involviert sein. Während die Medizin mit einer ‚Epidemie' chronisch degenerativer Erkrankungen konfrontiert wurde, hat die biomedizinische Industrie einen stetigen Strom von pharmakologischen und technologischen Innovationen bereitgestellt, die dazu dienen, Organversagen zu unterstützen – und wird dies auch weiterhin tun. Wenn diese Innovationen in kritischen Situationen umgesetzt werden, die die biologischen Grenzen des menschlichen Lebens wenig beachten, gibt es weder eine Reduzierung der Sterblichkeit noch eine Verbesserung der Qualität des verbleibenden Lebens. So dient wissenschaftliche Innovation nur einer paradoxen Situation, in der die Kosten steigen und die Ressourcen abnehmen, was das Problem der gerechten Verteilung verschärft, ohne zur echten Weiterentwicklung der Medizin beizutragen."

Offensichtlich ist die Aufgabe der Prognose eine schwierige. Dieses Dokument – das Ergebnis einer Zusammenarbeit zwischen Anästhesisten und Organspezialisten – bietet einen Halt, der bei Diskussionen mit Patienten und ihren Familien helfen kann. Natürlich erfordert es auch bewusste Entscheidungen und die Bereitschaft, sich den vorliegenden Schwierigkeiten zu stellen, sowohl seitens der Patienten, ihrer Familien und Ärzte als auch der politischen Entscheidungsträger. Abgesehen von der möglichen Sinnlosigkeit bestimmter Behandlungen steht die Vorstellung im Mittelpunkt, dass man nicht immer alles für jeden tun kann. *Zunächst einmal,* um unnötiges Leiden nicht zu verlängern, bei dem sedierte Patienten ohne Hoffnung auf Intensivstationen festgehalten werden – , aber auch, um die bereits begrenzten Mittel bestmöglich zu nutzen. Aber es gibt noch mehr als das: Eine Person am Ende ihres Lebens hat andere Bedürfnisse, die wir als biografisch oder spirituell bezeichnen könnten. In einem sehr einflussreichen Buch [3], das wir bereits erwähnt haben, fasst Atul Gawande den menschlichen Aspekt der Sterblichkeit wie folgt zusammen:

„Einige Schlussfolgerungen werden klar, wenn wir Folgendes verstehen: dass unser grausamstes Versagen in der Behandlung von Kranken und Alten darin besteht, nicht zu erkennen, dass sie Prioritäten haben, die über das bloße Sichersein und das längere Leben hinausgehen; dass die Möglichkeit, seine eigene Geschichte zu gestalten, wesentlich ist, um Sinn im Leben aufrechtzuerhalten; dass wir die Möglichkeit haben, unsere Institutionen, unsere Kultur und unsere Gespräche so umzugestalten, dass sie die Möglichkeiten für die letzten Kapitel im Leben jedes Einzelnen verändern."

Die notwendige Voraussetzung, um den letzten Teil unseres Lebens voll auszuleben, ist das Bewusstsein für unsere Entscheidungen. Wenn ich nicht akzeptieren kann, dass ich ein bestimmtes Problem habe und seine chronische Natur leugne, wenn ich bewundernd auf Ärzte schaue in der Hoffnung auf eine neue Heilung und meine kritischen Fähigkeiten nicht schärfe – mich vom Problem abwende und meine Familie vorschiebe – , ist die Wahrscheinlichkeit groß, dass ich auf eine Weise ende, die ich nicht möchte.

Auch heute zögern viele noch, Palliativteams rechtzeitig einzubeziehen, weil sie befürchten, es sei wie ein Todesurteil, der Anfang vom Ende. Während ich dies schreibe, erinnere ich mich an eine Situation mit einem ehemaligen Kollegen,

Dr. Paolo. Er war 95, als seine Tochter mich zu einer Konsultation zu Hause anrief: Ihr Vater atme nicht gut. Ich fand einen Mann vor, der viel jünger wirkte, als er war, ans Bett gefesselt und sehr kurzatmig. Er war Allgemeinmediziner gewesen und hatte bis vor 2 Jahren noch in seiner Praxis gearbeitet, die inzwischen von einem viel jüngeren Kollegen geführt wurde. Er ging dort auf freiwilliger Basis hin, sagte er, um zu helfen. Er hatte weiterhin medizinische Fachzeitschriften gelesen. Als ich kam, lag er im Bett, mit einem CT-Scan und einer wissenschaftlichen Zeitschrift für mich. Mithilfe des CT-Scans hatte er sich selbst eine Lungenfibrose diagnostiziert, und die Zeitschrift berichtete über eine Konferenz in einem der großen italienischen Studienzentren für diese Erkrankung. Ich konnte nichts weiter tun, als seine Diagnose zu bestätigen: fortgeschrittene Lungenfibrose. Er hatte sich zuvor nicht damit beschäftigt, weil er dachte, die Dyspnoe sei durch sein Alter und sein Herz verursacht. Sein Blutsauerstoffgehalt war extrem niedrig; er hatte eine kleine Sauerstoffflasche, die er sparsam benutzte. Ich sagte ihm, dass ich ihm flüssigen Sauerstoff, Kortison und einige Antibiotika gegen eine mögliche bakterielle Verschlimmerung verschreiben könnte.

Er fragte mich nach der Krankheit und ich sagte ihm, dass sie sich stetig verschlechtern würde; zugegeben, es gab neue pharmakologische Therapien, die die Fibrose bekämpften, aber in seinem Fall war sie sehr fortgeschritten. Allerdings war auch der Beginn einer Palliativversorgung eine Möglichkeit, da dies seine Dyspnoe einschränken und dafür sorgen würde, dass er nicht das Gefühl hätte, zu ersticken. Nach der o. g. Behandlung fühlte er sich viel besser: Er stand auf, er las. Ich blieb in Kontakt mit seiner Tochter und fragte, ob die Kollegen des von mir vorgeschlagenen Palliativzentrums regelmäßig kamen. „Ich habe sie nicht angerufen", antwortete sie, „weil ich Papa hätte sagen müssen, dass es sich um Palliativpflege handelt. Er will nicht sterben und will davon nichts hören. Was er aus dem Gespräch mit Ihnen, Doktor, mitgenommen hat, war, dass er nicht ersticken werde." Als ich vorschlug, sein Allgemeinmediziner-Kollege könnte ihm die Nachricht überbringen, war die Antwort die gleiche: Sie waren zu eng befreundet. Ich bot an, selbst zurückzugehen und mit ihm zu sprechen, und betonte, dass, wenn man nicht sofort mit einer Palliativversorgung beginne, die Wahrscheinlichkeit sehr hoch sei, dass der Dienst nicht rechtzeitig verfügbar sei, dass ein Krankenwagen gerufen werden müsse und er auf einer Trage in der Notaufnahme sterben würde. Ein Mangel an bewussten Entscheidungen erhöht die Wahrscheinlichkeit eines schmerzhaften Todes, der sowohl für den Einzelnen als auch für seine Familie äußerst schwierig ist. Aber nicht jeder, nicht einmal ein ehemaliger Arzt in seinen Neunzigern, kann akzeptieren, dass sein Leben zu Ende geht. Er starb alleine in einer Notaufnahme.

Diese Zurückhaltung, das Ende des Lebens zu thematisieren, trifft nicht nur auf Patienten und ihre Familien zu, sondern auch auf Ärzte selbst. Einmal wurde ich zu einer Konsultation auf einer anderen Station gerufen. Der betreffende Patient war verwirrt, litt unter schwerer Dyspnoe und Schmerzen im ganzen Körper aufgrund der durch ein Nierenkarzinom verursachten Metastasen. Mein älterer Kollege wollte kein Morphium verabreichen, aus Angst, dass die Ateminsuffizienz sich verschlimmern könnte. Wieder einmal überwog die Überzeugung, dass der Übergang zu Morphium implizierte, dass man das Territorium des Todes betreten hatte: Er wollte die

Familie nicht erschrecken, obwohl das Ende offensichtlich nahe war, sehr nahe war. Ich gebe zu, dass mein anschließender Kommentar – dass Morphinderivate unter den Zypressen (in Italien ein Synonym für einen Friedhof) nicht viel nützten – nicht sehr konstruktiv war, aber leider gibt es immer noch eine weit verbreitete Zurückhaltung, Schmerztherapien außerhalb von Palliativumgebungen einzusetzen. Natürlich werden Schmerztherapie und Palliativpflege niemals in der Lage sein, das Leiden am Ende vollständig zu beseitigen; aber ohne die potenzielle Kontrolle, die wir haben, wie können wir hoffen, unserem Leben und seinem Ende eine uns gemässe Form zu geben? Wenn wir uns atemlos vor Schmerz winden, verzweifelt versuchen, bei jedem Keuchen ein bisschen Luft zu schnappen, werden wir an nichts anderes denken als an unseren leidenden Körper. Uns werden die Gespräche vorenthalten, die sowohl den Sterbenden als auch den Zurückbleibenden Trost spenden können.

Ich erinnere mich an die geheimnisvollen Worte von John Keats in einem Brief an seinen Bruder: „Nennen Sie die Welt, wie Sie wollen, ‚das Tal der Seelenbildung‘, dann werden Sie den Nutzen der Welt erkennen" [4]. Keats' Worte werden mit einer Vision der Welt als „Tal der Tränen" verglichen. Sie implizieren, dass die Wunden, Verletzungen und Trauer eines Lebens nicht ignoriert werden dürfen; dazu würde ich Krankheit und unsere eigene Endlichkeit hinzufügen. All dies hilft, eine „Seele zu bilden" – und es könnte uns das Bewusstsein geben, das wir für die letzte Phase unseres Lebens brauchen.

Literatur

1. Temel JS, Greer JA, Muzikansky A, et al. Early palliative care for patients with metastatic non-small lung cancer. N Engl J Med. 2010;363:733–42.
2. SIAARTI. Documento condiviso per una pianificazione delle scelta di cura nel paziente affetto da insufficienza d'organo „end stage". Documento approvato dal Consiglio, 22.04.2013.
3. Gawande A. Being mortal. Medicine and what matters in the end. Haryana: Penguin Random House India Private Limited; 2015.
4. Keats J. Brief vom 19. März 1829. In: The letters of John Keats. London: HB Forman; 1991.

Im Rampenlicht oder hinter den Kulissen?

„Wir stehen selbst enttäuscht und sehn betroffen,[1]
Den Vorhang zu und alle Fragen offen."
Bertolt Brecht

Ich frage mich, ob eine chronische Erkrankung uns besser auf die unvermeidliche Tatsache des Todes vorbereiten kann. Vielleicht sollte sie das, denn die Chronizität macht unsere Zerbrechlichkeit greifbarer. Andererseits gehen viele chronisch Kranke so gut mit ihrer Situation um, dass sie glauben, sie seien unbesiegbar. Andere wiederum sehen sich nach einem Leben, das sie mit einer chronischen Krankheit verbracht haben, plötzlich mit einer weiteren konfrontiert. Auf welche Weise sich das Ende auch präsentiert, mit langsamen Anzeichen oder plötzlich, es gibt verschiedene Wege, damit umzugehen. Sie alle beginnen mit einer Entscheidung: die Tatsache öffentlich zu machen oder sich von der Welt zurückzuziehen und hinter den Kulissen zu verstecken?

Im Rampenlicht zu stehen, hat narzisstisch Veranlagte schon immer gereizt. Eine Art anthropologischer Übergang findet gerade statt, deutlich gekennzeichnet durch die Verbreitung der Selfies. Das Wort tauchte erst 2013 im Oxford-Wörterbuch auf; die Praxis verbreitete sich in den folgenden Jahren. Ein Selfie wird in den sozialen Medien gepostet: auf Facebook, Twitter, jetzt X, Instagram oder Whatsapp; dann wartet der Autor auf Kommentare und Likes. Daran ist nichts auszusetzen; aber wenn es zu einer vorherrschenden Aktivität wird, die die Konzentration in der Schule oder bei der Arbeit beeinträchtigt, wenn das Selbstwertgefühl von Likes abhängt, wird es zur Krankheit. Es ist kein Scherz: „Selfitis", oder Selfie-Sucht-Syndrom, ist eine chronische psychiatrische Störung. Es ist die neue Krankheit einer neuen Ära [1] und sie bedroht nicht nur den Bereich des Lebens, sondern auch den in der Nähe des Todes.

---

[1] Aus: „der gute Mensch von Sezuan."

© Der/die Herausgeber bzw. der/die Autor(en), exklusiv lizenziert an Springer Nature Switzerland AG 2024
D. Rinnenburger, *Chronische Erkrankungen*,
https://doi.org/10.1007/978-3-031-68960-4_17

Viele Menschen verbringen ihr ganzes Leben damit, zu versuchen, aufzutreten und Protagonisten zu sein. Jetzt kann auch der letzte Teil des Lebens inszeniert werden, jeder kann die online geposteten Videos und Fotos sehen und seine Meinung mit einem Like äußern. Selfies von kranken Menschen drücken diese Art des Sehens, des Existierens und des Lebens bis an neue Extreme aus.

Die erste „moderne" Geschichte, die auf Krankheit basiert, erschien vor mehr als 50 Jahren: *Love Story* von Erich Segal (1970) ist ein Buch, das verfilmt wurde und das das Publikum zum Weinen brachte. Es ist eines der ersten fiktiven Werke, in dem die Sequenz „Krankheit – Krankenhaus – Therapie – Tod" öffentlich dargestellt wird. Es war der Beginn der autobiografischen Erzählung von terminaler Krankheit. Im deutschsprachigen Raum erschien *Mars*, ein Roman von Fritz Zorn, der 1977 veröffentlicht wurde [2]. Der Autor stellt sich selbst in den einleitenden Zeilen vor: „Ich bin jung, reich und gebildet, und ich bin unglücklich, neurotisch und einsam"; er fährt fort, dass seine Familie degeneriert sei, und aus diesem Grund habe er auch Krebs. Zorn stammte aus einer sehr wohlhabenden Familie von den „goldenen Ufern" Zürichs und litt sein ganzes Leben lang an Depressionen. Im Alter von 30 Jahren erkrankte er an einem Lymphom. Im Buch gibt er der bürgerlichen Degeneration die Schuld daran und bietet eine psychosomatische Erklärung für seinen onkologischen Zustand. Zorn starb 1976 im Alter von 32 Jahren. Sein Zeugnis als todkranker Patient, der die falschen Ideale des Bürgertums bitter kritisierte, fand weltweite Resonanz: Zu dieser Zeit gab es eine weit verbreitete Tendenz, Krankheiten psychosomatisch zu erklären. Das Buch wurde in einer Zeit veröffentlicht, die sehr unterschiedlich zur heutigen ist.

Der Zusammenhang zwischen Lebensende und persönlicher Selbstverwirklichung wird gut durch Ken Wilbers *Mut und Gnade* dargestellt [3]. In diesem macht Wilber – ein Psychotherapeut, Philosoph und Schriftsteller – sein Tagebuch sowie das seiner Frau Treya öffentlich. Das Buch ist nicht nur ein detaillierter Bericht über Treyas Brustkrebs und die Behandlung, die sie durchlief und die mit ihrem Tod endete, es beschreibt auch ihre gemeinsame Erfahrung: ihre Gefühle, die Spiritualität, die sie entwickelten, die Belastung, die die Krankheit auf ihre Beziehung legte. Es ist ein bewegender Essay, eine Liebesgeschichte im Tod und darüber hinaus.

Und dann … wurde das Internet geboren. 2005 markierte den Beginn der Ära von Youtube, der zweitmeist besuchten Website der Welt nach Google. Youtube ermöglicht das Teilen von Videos im Internet, das Abstimmen – Daumen hoch, Daumen runter – ohne ein Social-Media-Konto wie z. B. bei Facebook. Heute kann jede Krankheit auf Youtube nachgeschlagen werden, zusammen mit Informationen darüber, wie man damit lebt, wie man bestimmte medizinische Geräte benutzt. Es gibt Videos über Wunderheilungen: Auf Youtube gibt es alle Arten von ungefilterten Videos. Youtube ist großzügig. Es gibt ein Video, das besonders viral wurde. Es zeigt Randolph Frederick Pausch (bekannt als Randy Pausch), einen IT-Professor an der Carnegie Mellon University in Pittsburgh. Im September 2006 wurde bei Pausch Bauchspeicheldrüsenkrebs mit Metastasen diagnostiziert und er unterzog sich einer palliativen Operation und Chemotherapie.

Im September 2007 hielt er seine letzte Vorlesung – betitelt: *Die letzte Vorlesung*. Es war Teil einer Vorlesungsreihe von renommierten Akademikern, die gebeten wurden, einen hypothetischen letzten Vortrag in Antwort auf die Frage zu halten: „Welche Weisheit würden Sie der Welt vermitteln, wenn Sie wüssten, dass es Ihre letzte Chance ist?" Der Titel von Pauschs Vorlesung war *Deine Kindheitsträume tatsächlich verwirklichen.* Der Vortrag, der auf Youtube hochgeladen wurde, wurde dann zu einem Buch, das in viele Sprachen übersetzt wurde (Abb. 17.1). Pausch wurde zur Oprah-Winfrey-Show eingeladen. Warum zog sein Vortrag so viel Aufmerksamkeit auf sich?

Es ist eine bewegende Geschichte: Ein Mann in der Blüte seines Lebens – 47 Jahre alt – mit drei kleinen Kindern – ein, drei und fünf Jahre alt – erfährt, dass er an Bauchspeicheldrüsenkrebs sterben wird, wie 37.000 andere Amerikaner jedes Jahr (so informiert er uns während der Vorlesung). Er möchte nicht bemitleidet werden, er möchte eine letzte Lektion über das Leben geben, die auch den Titel seines Buches gibt, *Die letzte Vorlesung* [4]. Pausch spricht über seine Kindheitsträume, über die Bedeutung des Träumens und der Erfüllung der eigenen Wünsche. „Wir können die Karten, die wir bekommen haben, nicht ändern, nur wie wir das Spiel spielen" ist der berühmte Satz, den er benutzte, um der Jugend im Publikum zu erklären, dass man niemals im Leben aufgeben sollte. Die Rede war optimistisch und voller Humor. Die Aufnahme dieser letzten Vorlesung, die dann auf Youtube hoch-

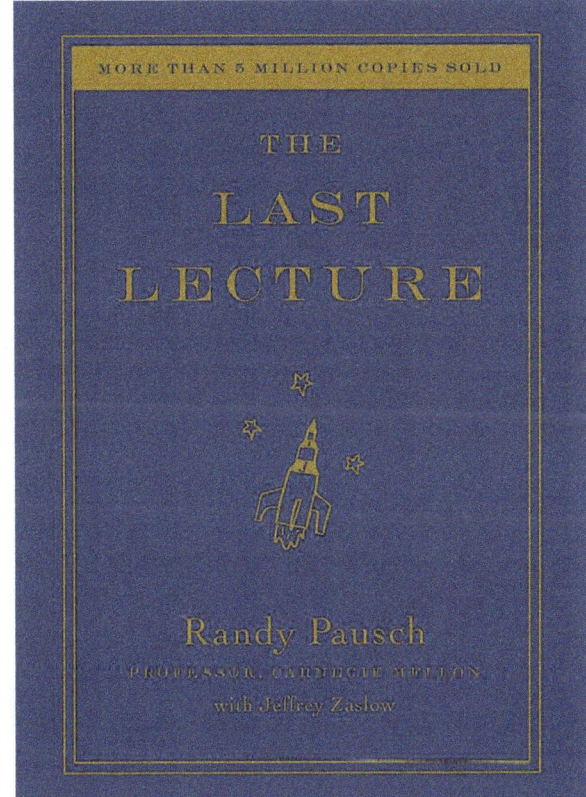

Abb. 17.1 Im September 2007 wurde Randy Pauschs Vorlesung *Really achieving your childhood dreams* (Deine Kindheitsträume tatsächlich verwirklichen) auf Youtube hochgeladen und in den nächsten Monaten von Millionen von Menschen gesehen. Bis heute wurde das Video von über 20 Mio. Zuschauern angeschaut. Die Vorlesung wurde auch zu einem Buch, das in viele Sprachen übersetzt wurde. Pausch wurde zur Oprah-Winfrey-Show eingeladen, ein sicheres Sprungbrett für den Erfolg eines Verlages in den Vereinigten Staaten. (Buchcover, Hachette Buchausgabe© 2008)

geladen wurde, stellte eine völlig neue Art der Kommunikation dar, anders als andere, häufigere Arten, seine Stimme zu erheben, wie z. B. das Schreiben eines Buches. Im Video sehen wir Pausch, einen attraktiven Mann, sein Zuhause, seine Familie. Wir sehen ihn sogar Liegestütze machen; aber er steht kurz vor dem Tod, und er weiß es. Er hat immer sein Bestes im Leben gegeben und möchte das Leben auf die gleiche ehrgeizige Weise beenden. Er gibt viele Ratschläge und lässt uns an seiner persönlichen Philosophie teilhaben: eine Mischung aus calvinistischer Strenge und esoterisch-buddhistischem Bewusstsein. Sein Ton ist immer siegreich. Vieles von dem, was er sagt, wurde bereits gesagt, dennoch wurde diese letzte Vorlesung schnell zu einem der meistgesehenen Videos im Internet wegen seiner offenen Gelassenheit. Kurz gesagt, wir alle stehen kurz vor dem Tod; aber Randy Pausch ist sich dessen mehr als andere bewusst und spricht davon, als sei es ein Vorteil.

Im Jahr 2008, wenn man nach „letzte Worte vor dem Tod" suchte, fand man 1370 Videos. Damals schien dies eine enorme Menge an Videos zu sein. Zehn Jahre später, im Jahr 2018, gab es 5.010.000 Videos auf Englisch, über 7000 auf Italienisch, 15.000 auf Deutsch, 11.000 auf Französisch und ich weiß nicht wie viele auf Chinesisch, Arabisch oder Hindu – für den gleichen Eintrag. Es gibt alle Arten von Videos zu diesem Thema. Ein gutes italienisches Beispiel ist ein Video von Marina Ripa di Meana, die den Zuhörern von tiefer Sedierung erzählt. Wenn das Leben unerträglich wird, ist es nicht notwendig, in die Schweiz zu gehen. Dies ist zu einer allgemeinen Vorstellung geworden. Die Leute sagen immer wieder Dinge wie: „Wenn es so weit ist, möchte ich nicht leiden, ich gehe in die Schweiz, wo die Sterbehilfe legal ist", ohne zu bedenken, dass ein schmerzloser Tod auch in Italien möglich ist, zu Hause, nicht mit einer Injektion, die den Tod in wenigen Augenblicken herbeiführt, sondern mit palliativer Sedierung.

Wer konnte vor der Erfindung des Internets ein so großes Publikum erreichen? Goethe, natürlich. Seine berühmten letzten Worte, „Mehr Licht!", scheinen mysteriös tiefgründig, obwohl er tatsächlich wohl nur darum bat, die Fensterläden zu öffnen und mehr Licht hereinzulassen: Im Kontext klingt dies viel weniger tiefgründig und weniger geeignet für spirituelle Interpretationen. Wir sind neugierig auf die letzten Worte berühmter Menschen; aber in der Vergangenheit konnten nur wichtige Menschen oder Schriftsteller mit einem Verleger eine Spur hinterlassen. Heute ist die Möglichkeit, gehört und gesehen zu werden, viel demokratischer. Jeder kann die Bühne nutzen, die das Internet bietet.

Diejenigen, die Diskretion und einen religiösen, meditativen oder spirituellen Weg wählen, verhalten sich anders, teilen ihren Zustand nur mit einigen intimen Menschen. Andere verspüren nicht mehr das Bedürfnis zu kommunizieren am Ende des Lebens. Der ungarische Schriftsteller Peter Nadas ist ein gutes Beispiel für diese Einstellung. Sein Buch Der *Eigene Tod* [5] ist eigenartig: Der Text wird begleitet von Fotografien, die der Autor gemacht hat, und zeigt denselben Baum, einen wilden Birnbaum, in mehr als hundert Bildern. Nadas beschreibt das Ereignis seines Herzinfarkts und den Herzstillstand, der 3,5 min dauerte: ein akutes Ereignis, eine urtümliche Erfahrung, die ihn tief veränderte. In der Sprache der transpersonalen Psychologie war es eine Gipfelerfahrung (engl. peak experience). Der Text, der das klinische Ereignis und die Reaktion des Autors beschreibt, wird auf jeder Seite von einem Bild des Baumes begleitet. Im Schluss des Buches stellt der Autor fest, dass diejenigen, die gewaltsam ins Leben zurückgebracht wurden, so weiterleben, als ob nichts – Dinge, Menschen oder Gefühle – sie wirklich mehr betreffen würde. Wenn sie gestochen werden, spüren sie den Schmerz, aber es ist, als ob es der Schmerz eines anderen wäre. Sie haben Schwierigkeiten zu verstehen, was wahr ist. Vielleicht kann dies geschehen, wenn wir den Tod gespürt, beinahe erfahren haben.

Ein ganz anderer, bewusst nicht spiritueller Weg wurde von Wolfgang Herrndorf gewählt: keine Ratschläge für die Jugend, kein Hinweis auf ein Leben danach oder das Jenseits. Der Autor, der durch sein Buch *tschick* weltberühmt geworden ist, ein Roadmovie aus dem deutschen Osten, erkrankt im Jahr 2010 an einem Glioblastom, einem bösartigen Hirntumor. Seine Strategie des Copings, wie wir heute sagen würden, ist Arbeit und Struktur und genau so hat er seinen Blog genannt, an dem er bis kurz vor seinem Tod arbeitete – unter diesem Namen erschien es als Buch 2013 [6]. Das über 400 Seiten lange Werk beschreibt akribisch seine Krankheitsgeschichte, die verschiedenen Therapieverfahren und die Symptome bis in alle Einzelheiten, ohne Pathos. Zu seinen Ärzten will er ein bewusst sachliches Verhältnis haben, denn dann sprechen sie auch rein sachlich mit ihm. Arbeitend ging es ihm am besten, schreibt er. So hat sein kreatives Schreiben an Geschwindigkeit zugenommen und er konnte nach der Diagnose *tschick* rasch vollenden. Sein großes Anliegen ist es, „Herr im Haus" zu bleiben bis zum Schluss. Manche Teile sind den verschiedenen Selbstmordmöglichkeiten gewidmet – sie müssen sicher sein und die anderen, so weit möglich, nicht miteinbeziehen, wie z. B. einen Lokführer, der es nicht schaffen kann, rechtzeitig zu bremsen, wenn jemand auf den Schienen liegt. Das gelingt ihm, er erschießt sich 2013 durch den Mund auf das Stammhirn.

Die Wege am Lebensende sind so unterschiedlich wie die Menschen selbst: Es gibt diejenigen, die sich zurückziehen und ihre eigene Privatsphäre verteidigen. Der Tod des bekannten italienischen Unternehmers Sergio Marchionne kam für die Welt überraschend: Es scheint, dass niemand außer seiner Familie von seinem Zustand wusste. Er wurde wegen Krebs in der Schweiz behandelt und hielt die Informationen geheim. Wir wissen nicht, ob er glaubte, dass er sich erholen würde, oder ob er andere Gründe hatte, die Krankheit nicht öffentlich zu machen.

Ein weiteres Phänomen namens *kodokushi*, einsamer Tod, hat sich in Japan entwickelt. Oft verlieren alleinstehende Männer um die 50 ihre Arbeit, bleiben alleine in ihren Wohnungen und sterben, statt um Hilfe zu bitten. Ihre Leichen werden in der Regel nach langer Zeit gefunden. Dies ist fast eine Nachahmung der alten japanischen Sitte, die Gegenstand eines Buches und eines auf diesem Buch basierenden Films ist: *Die Ballade von Nayarama*. In sehr armen Bergregionen wurden Menschen, die 60 wurden, von ihren Kindern auf den Berg getragen, wo sie zum Sterben zurückgelassen wurden. Es war der Preis, den man für das Überleben der Gemeinschaft zahlen musste – so hatte sie genug Vorräte, um den Winter zu überstehen. Einsamer Tod ist nicht etwas, das nur in Japan passiert …

Eine ganz andere Einstellung haben Menschen, die sich entscheiden, nicht zu sprechen, zu schreiben, zu veröffentlichen oder zu filmen, diese Erfahrung nicht zu kommunizieren, sondern nach einem stillen Weg suchen, wenn sie sich dem Ende nähern. Sie teilen den letzten Lebensabschnitt nur mit einigen intimen Freunden und Verwandten. Dies ist der Geist des Gedicht-Gebets von Rainer Maria Rilke [7]:

> „O Herr, gib jedem seinen eignen Tod.
> Das Sterben, das aus jenem Leben geht,
> darin er Liebe hatte, Sinn und Not.
> Denn wir sind nur die Schale und das Blatt.
> Der große Tod, den jeder in sich hat,
> das ist die Frucht, um die sich alles dreht."

Literatur

1. Sai KG, Komal KT. Selfie-Syndrome: a disease of a new era. Res Pharm Health Sci. 2016;2(2):118–21.
2. Zorn F. Mars. Fischer Taschenbuch, Frankfurt am Main; 1979.
3. Wilber K. Mut und Gnade, Fischer Taschenbuch, Frankfurt am Main, 7. Aufl.; Febr, 2012.
4. Pausch, R. The last lecture, Hyperion, Freiburg 1st edition FEP missing, 10 aprile 2008.
5. Nadas P. Der Eigenee Tod. Steidl, Göttingen; 2004.
6. Herrndorf W. Arbeit und Struktur, Erstauflage. Rowohlt Verlag Hamburg; 2013.
7. Rilke RM. Das Stundenbuch. Das Buch von der Armut und vom Tode. Insel Taschenbuch, Frankfurt am Main; 1972.

Schlussfolgerung

„Wenn du denkst, du hast alle Antworten, ändert das Leben die Fragen": Dies ist die Weisheit, die Charlie Brown anbietet. Mir ist bewusst, dass ich das Thema Chronizität kaum angeschnitten habe und dass viele Fragen unbeantwortet geblieben sind und sich andere stellen als die, die wir hier in Betracht gezogen haben. Wenn wir darüber nachdenken, was möglich sein wird, wenn in naher Zukunft Robotern die Pflegearbeit übertragen wird, die derzeit von Krankenschwestern ausgeführt wird, ist offensichtlich, dass wir die Idee der „Humanisierung", so wie wir sie heute verstehen, radikal überdenken müssen.

In *Die Industrien der Zukunft* [1] beschreibt Alec Ross mögliche zukünftige Roboterszenarien. Japan scheint sehr zuversichtlich zu sein, dass die Robotik die Antwort auf den wachsenden Bedarf an Unterstützung für ältere Menschen in einer Welt liefern wird, in der die Geburtenraten rapide sinken. Japan hat in diesem Bereich große Investitionen getätigt. Es ist vermutlich der Weg, den reiche Länder und Menschen einschlagen werden. Es könnte zu einer Welt führen, in der Krankenschwestern Roboter anleiten, wie schon in der deutschen Arztserie *In aller Freundschaft* gut dargestellt, aber auch auf die Bedürfnisse der Kranken und Alten eingehen. Kurz gesagt, es könnte dazu beitragen, eine bessere Welt zu gestalten. Aber wir können nicht umhin zu denken, dass dies vielleicht nicht der Fall sein wird, dass Roboter menschliches Personal hingegen ersetzen, da dieses als zu teuer erachtet wird, was zu einer weiteren Verschlechterung der „echten" Beziehungen führt, die zunehmend auf zeitlich begrenzte Kontakte reduziert werden (Abb. 18.1).

Doch die künstliche Intelligenz (KI) macht atemberaubende bis vor Kurzem undenkbare Fortschritte möglich.

Sollten wir uns mit verbalem Kontakt mit Humanoiden zufriedengeben? Oder vielleicht eine digitale Beziehung mit intelligenten Lautsprechern wie Alexa eingehen? Ein solches Szenario wird gut in Spike Jonzes dystopischem Film von 2013, *Her*, dargestellt, in dem der Hauptdarsteller sich in eine künstliche Stimme verliebt. KI-Systeme werden immer weiter entwickelt und besser programmiert, auch auf der Basis von Gefühlen; diese Systeme können Befehle ausführen,

D. Rinnenburger, *Chronische Erkrankungen*,
https://doi.org/10.1007/978-3-031-68960-4_18

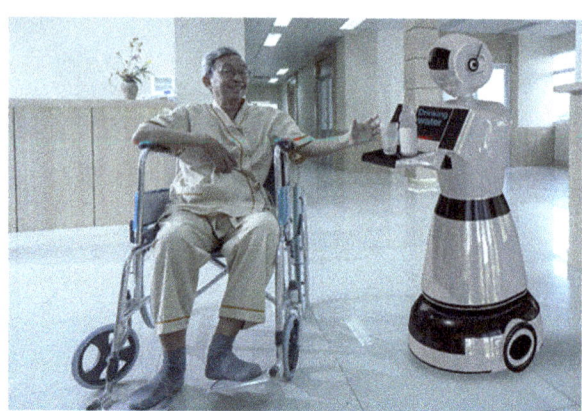

Abb. 18.1 Ein Roboter konzipiert für die Altenpflege. Im Jahr 2015 entwarfen die Japaner „Robear", einen einem Bären ähnlichen Roboter, der Menschen mit körperlichen Behinderungen heben kann; in der Zwischenzeit hat Honda „Asimo" entwickelt (ein Akronym für „advanced step in innovative mobility"). Toyota arbeitet an der humanoiden „Robina", einer Krankenschwester-Helferin, einem 6 Fuß großen und 60 Pfund schweren Roboter, der mit Worten und Gesten kommunizieren kann. „Robina" ist ein weiblicher Roboter, mit helmähnlichen Haaren und einem fließenden Metallrock; eine Version kann Trompete spielen, eine andere Geige. (Quelle: catwalker, Shutterstock.com)

wenn sie mit Haushaltsgeräten verbunden sind. Wenn ich mich in die Lage einer tetraplegischen Person versetze, die an ihr Bett gefesselt ist, frage ich mich, was ich bevorzugen würde: eine menschliche Assistentin, die ungeduldig wird, nachdem sie bereits 10-mal gerufen wurde, und mir sagt, ich solle warten, oder einen emotionslosen Humanoiden, dessen Batterien, und das ist das Schlimmste, was passieren könnte, leer sind? Natürlich würde ich den Roboter bevorzugen, um banale Dinge zu erledigen, idealerweise in Kombination mit einer geduldigen und verständnisvollen Krankenschwester, mit der ich ein echtes Gespräch über Möglichkeiten, über die Zukunft, über Therapien führen könnte. Daher haben wir zwei Szenarien: das Ende der humanisierten Hilfe wegen der Vorherrschaft von Robotern; oder im Gegenteil, Roboter, die Ressourcen für wirklich menschliche Beziehungen in der Pflegearbeit freisetzen. All dies ist noch Science-Fiction, zumindest vorerst. In jedem Fall wird der Weg, den wir einschlagen, von den Entscheidungen abhängen, die wir treffen. Meine Überlegungen möchten einen Blick hinter die Kulissen einer vorgestellten Gesundheitsversorgung werfen und als Provokation dienen, ernsthaft über menschliches Leben nachzudenken, in dem Gesundheit zunehmend mit Chronizität verbunden ist. Dies ist die eine menschliche Grundbedingung, der wir alle gegenüberstehen werden, es sei denn, uns steht ein plötzlicher (und in diesem Sinne glücklicher) Tod bevor. Und selbst wenn wir nicht direkt betroffen sind, wird die Chronizität dennoch Teil des Lebens eines Familienmitglieds oder eines Freundes sein. Oder es wird uns als Gesundheitspersonal betreffen. Chronizität ist etwas, mit dem wir uns zu einem bestimmten Zeitpunkt auseinandersetzen müssen.

Wenn ich ein mächtiger Politiker wäre, der in der Lage ist, Dinge drastisch zu ändern, was würde ich tun? Manchmal fantasiere ich naiv und hier mein Plan: Ich würde versuchen, das derzeitige Gesundheitssystem auf der Grundlage einer realistischen Akzeptanz der großen Veränderungen, die in unserer Gesellschaft stattfinden, zu ändern. Ich würde damit beginnen, Krankenhäuser zu renovieren, nicht nur Betten und Personal zu reduzieren, sondern sie zu transformieren, ich würde die Zentren der Exzellenz für schwere akute Fälle beibehalten, sie wohnlicher und schöner gestalten, aber gleichzeitig würde ich Stationen für funktionale Langzeitpflege eröffnen, unterstützte Wohnprojekte fördern, Strukturen, in denen Menschen autonom leben können, aber auch Pflege und medizinische Hilfe anfordern können. Ich würde auch humanoide Roboter zur Unterstützung beim Heben von Menschen, beim Umdrehen und bei der Pflege einsetzen, um den Rücken der Krankenschwestern zu entlasten, ich würde künstliche Intelligenz bei der Diagnosefindung einsetzen.

Ich würde die Allgemeinmedizin revolutionieren, sie zum Dreh- und Angelpunkt des Wandels machen; ich würde Teams aus Allgemeinmedizinern, Krankenschwestern, Physiotherapeuten und Psychologen aufbauen in kleinen Zentren in den Nachbarschaften, für alle zugänglich, am besten zu Fuß. Ich würde Einrichtungen fördern, die aus architektonischer Sicht schön wären und funktionell, mithilfe von visionären Architekten: Alters- oder Langzeitpflegeeinrichtungen, in die das Licht strömt, mit ausreichenden Parkplätzen und funktionierenden Aufzügen, mit Kunstwerken auf den Stationen, in den Wartezimmern und in den umgebenden Grünanlagen, in die auch das Personal der Intensivstationen und vor allem alle Erkrankten, akut oder chronisch, leicht oder schwer, Kräfte sammelnd schauen können (Abb. 18.2).

Ich würde Schulen und Krankenhäuser zur Visitenkarte der Städte machen. Ich würde das Paradigma der Chronizität fördern: in Schulen, in der Kunst und in der Literatur, im Film und in der Musik.

Jenseits dieser Fantasien schaue ich mich um und stelle mit großer Traurigkeit fest, dass keiner der mächtigen Menschen in der Politik solche Bestrebungen hat, noch blicken sie kaum weiter in die Zukunft, über die nächste Wahlfrist hinaus. Wir sind gezwungen, mit denen zu debattieren, die glauben, Wissenschaft sei überflüssig und von Big Pharma gesteuert, die den enormen Fortschritt, der gemacht wurde, nicht sehen, auch nicht Krankheiten, die wir besiegt haben; wir schließen uns in Paranoia ein, verhindern, dass sich neue Horizonte öffnen: für die jungen Leute, die das Land verlassen, und für die älteren, für die Menschen, die nicht selbstständig oder krank sind. Auch scheint es kein Bewusstsein für den großen paradigmatischen Wandel zu geben, der in einer alternden Bevölkerung stattfindet, von dem Weg, der zur Chronizität führt.

Und doch bestehe ich darauf, „chronisch" zuversichtlich zu sein. Ich vertraue auf die Energie der kreativen jungen Leute, die Raum schaffen auch für diejenigen, deren Leben von Chronizität geprägt ist und die dennoch erwarten, „andersartig gesund" zu sein. Das heißt, mit einer chronisch unvollkommenen Gesundheit: so unvollkommen wie das Leben selbst.

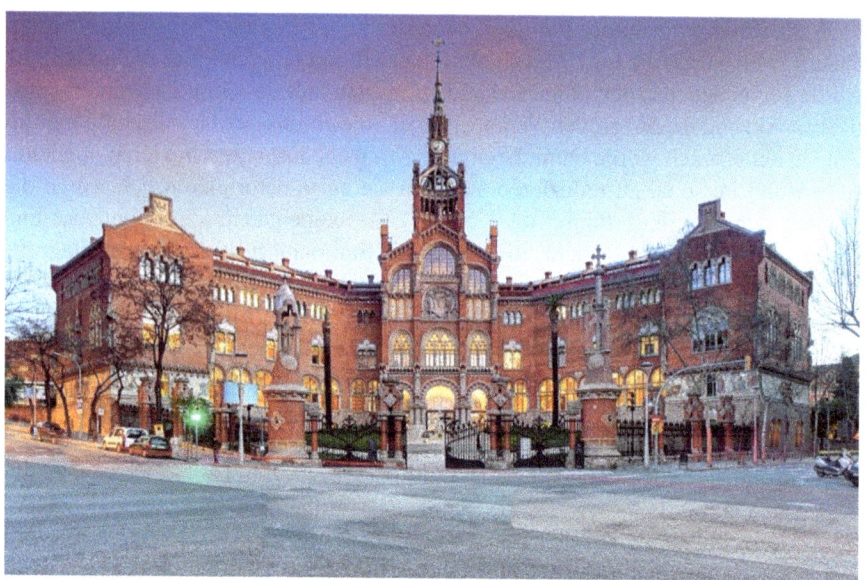

Abb. 18.2 Das Sant-Pau-Krankenhaus (span. Hospital de Sant Pau) in Barcelona, ein UNESCO-Weltkulturerbe seit 1997, ist der größte modernistische Komplex in Europa. Gebaut zwischen 1902 und 1930, ist es das Werk von Lluís Domènech i Montaner. Er gilt zusammen mit Gaudí als wichtigster Vertreter des katalanischen Modernismus. Das Krankenhaus ist eine Gartenstadt mit Straßen, Pavillons, Kirchen und einem Kloster. Die verschiedenen Pavillons sind verbunden durch unterirdische Passagen, während draußen zahlreiche dekorative Elemente und üppige Vegetation zwischen den verschiedenen Gebäuden sind. (Credit: TTstudio, Shutterstock.com)

Literatur

1. Ross A. The industries of the future. New York: Simon & Schuster; 2016.

Stichwortverzeichnis

Printed in the USA
CPSIA information can be obtained
at www.ICGtesting.com
CBHW060110181124
17570CB00004B/217